Vanessa Blumhagen
Ein paar Pfunde zu viel? Das ist nicht Ihre Schuld!

Vanessa Blumhagen

Ein paar Pfunde zu viel?

Das ist **NICHT** Ihre Schuld!

Was Sie wirklich vom Abnehmen abhält –
und wie es endlich funktioniert

PIPER

Mehr über unsere Autoren und Bücher:
www.piper.de

Das vorliegende Buch soll die Leser mit Informationen versorgen, die ihnen im Hinblick auf die Gesundheit und optimales Wohlbefinden von Nutzen sein können. Es soll aber die Beratung durch medizinisches Fachpersonal und die Betreuung durch einen Arzt nur ergänzen, nicht ersetzen. Autorin und Verlag können für Konsequenzen, die angeblich aus einer in diesem Buch enthaltenen Information oder einem darin gemachten Vorschlag erwachsen, nicht haftbar gemacht werden.

Textnachweis:
S. 5 © Michael E. Platt, Die Hormonrevolution, VAK 2014.

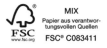

Originalausgabe
ISBN 978-3-492-06095-0
Januar 2018
© Piper Verlag GmbH, München, 2018
Satz: Uhl + Massopust, Aalen
Gesetzt aus der Adobe Garamond Pro
Druck und Bindung: CPI books GmbH, Leck
Printed in Germany

»Der Leitgedanke der konventionellen Medizin zum Thema Gewichtsreduktion beruht immer auf der Überzeugung, dass die Menschen zu viel essen und deshalb zu dick sind. Meines Erachtens hat die Ärzteschaft es versäumt, sich mit den wahren Gründen der Gewichtszunahme zu beschäftigen.«

Michael E. Platt

Inhaltsverzeichnis

Vorwort von Dr. Susanne Esche-Belke 9

Einführung 13

Meine Geschichte 17

Warum Ihnen das Abnehmen so schwerfällt 21

Die Schilddrüse 27

Die Leber 49

Der Darm 59

Die Nebennieren 79

Die Hormone 103

Das Polyzystische Ovarialsyndrom (PCOS) 123

Mineralien-, Vitamin- und Eiweißmängel 137

Medikamente 155

Die richtige Ernährung für Sie 157

Umweltgifte 163

Inhaltsverzeichnis

Die Psyche 189

Kleine Helfer 193

Ihre Verbündeten – Ärzte und Heilpraktiker 201

Hören Sie in sich hinein! 205

Schlusswort 209

Bezugslisten & Adressen 211

Quellen 215

Dank 217

Register 219

Vorwort von Dr. Susanne Esche-Belke

In unserer westlichen Zivilisation nehmen Gewichtsprobleme so rasant zu, dass sie mittlerweile epidemische Ausmaße angenommen haben. Über die Hälfte der deutschen Erwachsenen ist übergewichtig, fast ein Viertel sogar krankhaft übergewichtig. Bei den Kindern sind es immerhin schon 15 Prozent, so die DEGS-Studie des Robert Koch-Instituts. Die fatalen Auswirkungen auf die Gesundheit und das seelische Wohlbefinden sind bestens untersucht. Demgegenüber steht eine milliardenschwere »Abnehmindustrie« mit Versprechungen, mittels immer neuer Diäten, Ernährungstrends, diverser Medikamente, Fitnessprogrammen bis hin zu chirurgischen Verfahren, den überflüssigen Pfunden endgültig den Garaus zu machen.

Tragischerweise ist das Ergebnis trotz dieser unzähligen Versuche keinesfalls eine schlanke und gesunde Menschheit, sondern ein rasanter Anstieg chronischer Erkrankungen, die im Zusammenhang mit Übergewicht stehen: Diabetes, Herz-Kreislauf-Erkrankungen, Störungen des Immunsystems, Depressionen – und jede Menge Frust. Wird es nicht immer wichtiger, eine perfekte Figur abzugeben? Schön und schlank gehören in unserer digitalen Bilderwelt – deren vermeintliche Vorbilder den verzweifelten Druck abzunehmen zusätzlich verstärken – untrennbar zusammen.

In den letzten 20 Jahren meiner medizinischen Tätigkeit hat mich immer wieder berührt, wie verzweifelt meine Patienten darüber sind, scheinbar die Kontrolle über ihren Körper verloren zu haben. Der täg-

Vorwort von Dr. Susanne Esche-Belke

liche Kampf aus guten Vorsätzen und besten Absichten, der zum Teufelskreis wird und in Selbstvorwürfen, Scham, Frustration und einem zutiefst deprimierten Gefühl endet, wenn die Kilos am Körper zu kleben scheinen.

Das öffentliche Gesundheitssystem ist für akute Erkrankungen mit modernster Technik segensreich ausgestattet, entlässt den chronisch Kranken aber oftmals mit Diagnosen und ihren bedrohlichen Folgen, vielen Tabletten und sehr wenig persönlicher Ansprache. Die Patienten nehmen zahlreiche Medikamente ein, die oft bestenfalls die Verschlechterung ihres Zustands verlangsamen.

Ist es nicht an der Zeit, den wirklichen Ursachen nachzugehen? Haben Menschen nicht ein Anrecht darauf, zu verstehen, was sie dick, träge und unausgeglichen macht? Ein Anrecht darauf zu wissen, was sie tun können, um wieder ein Gleichgewicht herzustellen, das unserem Wunderwerk Körper die Möglichkeit zurückgibt, *für* uns zu arbeiten, wie es seit Jahrtausenden in seinem Programm verankert ist: schlank und gesund zu sein.

Erst wenn wir Ärzte wieder achtsam und zugewandt die physiologische, seelische und biochemische Individualität eines Menschen erkennen und die komplexen Prozesse des Körpers auf allen Ebenen berücksichtigen, können wir ihn wieder in seine Balance bringen. Dazu ist es immens wichtig, das Übergewicht nicht als Zahl auf der Waage zu bekämpfen, sondern den aus dem Gleichgewicht geratenen Körper zu verstehen, sich ihm zuzuwenden, statt ihn zu bekämpfen, und damit die Kontrolle über sich zurückzugewinnen.

Die Gewichtszunahme und -stagnation sind ein Zeichen des – im wahrsten Sinne des Wortes – aus den Fugen geratenen Zusammenspiels von Hormonen, Neurotransmittern, Entgiftungsmechanismen, dem Mikrobiom in unserem Darmsystem und einem völlig überlasteten Immunsystem mit immensen Auswirkungen auf unsere äußere und emotionale Verfassung. Die Medizin braucht wieder Zeit für das Erklären von Zusammenhängen. Nur so können wir unsere Patienten unterstützen, damit sie in Eigenverantwortung eine nachhaltige Heilung erreichen.

Seit Jahren empfehle ich den Patienten in meiner Praxis die Bücher von Vanessa Blumhagen. Sie gibt wunderbare Anregungen und Hilfe für alle, die nach dem richtigen Weg suchen, gesund und schlank zu sein. Vanessa Blumhagen erläutert die Ursachen und Zusammenhänge, warum jemand übergewichtig ist oder wird, verbindet sie in ihren Büchern zu einem verständlichen Ganzen und schafft es auf mitreißende Weise, aktuelles Fachwissen mit praktischen, sofort umsetzbaren Anleitungen zu vermitteln. Immer authentisch, offen und mit großem Sachverstand motiviert sie ihre Leser, sich nicht aufzugeben, sondern das Bestmögliche zu erreichen. Meine Patienten sind begeistert!

Dieses Buch wird Ihnen das Wissen und die Unterstützung geben, sich auf eine fantastische Reise einzulassen und die gesunde, balancierte und glücklichste Ausgabe Ihres Selbst zu werden. Viel Erfolg und Freude auf Ihrem ganz individuellen Weg wünscht Ihnen

Dr. med. Susanne Esche-Belke
Berlin, im November 2017

Dr. Susanne Esche-Belke ist Fachärztin für Allgemeinmedizin, MBSR (Stressreduktion durch Achtsamkeit) sowie Präventivmedizin und arbeitet in ihrer Praxis für integrative Medizin in Berlin.

Einführung

Manchmal habe ich das Gefühl, ein rosa Elefant (ein dicker rosa Elefant) inmitten von lauter schlanken Elfen zu sein. Ich bin von gut durchtrainierten Männern und zarten, schmalen Frauen umgeben. Und ihnen allen scheint es furchtbar leichtzufallen, genau so auszusehen. Sie trinken Alkohol, essen alles, worauf sie Lust haben, und passen trotzdem in ihre hippen Klamotten. Egal, ob man sie morgens beim Bäcker in der Jogginghose trifft, samstagnachmittags beim Kaffeetrinken oder abends im schicken Restaurant – das Leben dieser Menschen scheint einfach leicht zu sein. In jeder Hinsicht. Sicherlich haben auch sie Probleme, aber selbst dabei sehen sie so unbekümmert und gut aus, dass es kaum zum Aushalten ist. Natürlich nur für mich …

Ich war schon immer ganz normal, auf jeden Fall, was mein Gewicht betrifft. Mal ein bisschen mehr, mal ein paar Kilo weniger. Ich habe mich nicht sonderlich darum gekümmert. Zwickte die Hose, ging ich joggen und achtete darauf, was ich aß. Das reichte. Modelmaße hatte ich trotzdem keine und auch keine perfekten Rundungen. Es war halt alles ganz … normal. Bis ich vor einigen Jahren anfing zuzunehmen. Aus heiterem Himmel. Ich hatte nichts verändert in meinem Leben, aber mein Leben veränderte sich plötzlich ganz extrem. Und damit auch meine Konfektionsgröße. Ich quoll von 59 Kilo auf 71 Kilo auf. Nichts half. Kein Sport, keine Diät, nichts. Die Ärzte gaben mir nur einen Rat: Essen Sie weniger und bewegen Sie sich.

Einführung

Sehr lustig! Hatte ich schon ausprobiert. Funktionierte nicht. Nach Jahren des Suchens und des Schlechtfühlens stellte sich heraus, dass ich krank war. Hashimoto Thyreoiditis. Eine Autoimmunerkrankung, bei der das Immunsystem die Schilddrüse zerstört. Und da die Schilddrüse immens wichtig für den Stoffwechsel ist, nimmt man unaufhaltsam zu.

Das war mein erstes Aha-Erlebnis. Bisher hatte ich Dicke immer als disziplinlose, willensschwache Menschen wahrgenommen. Plötzlich gehörte ich nicht nur selbst dazu, sondern verstand auch, dass man manchmal einfach nichts dafürkann, welche Ausmaße man annimmt. Und je länger ich mit dieser Krankheit und vielen anderen Betroffenen zu tun hatte, umso klarer wurde mir, warum ich immer mal wieder fülliger wurde. Mal war meine Leber überlastet, mal hatte ich Magnesiummangel, dann waren meine Nebennieren geschwächt, und irgendwann bekam ich noch die Diagnose PCOS samt Insulinresistenz (eine Vorstufe von Diabetes). Sie werden jetzt denken: Die übertreibt aber maßlos! So viele Krankheiten und Zipperlein hat doch kein normaler Mensch. Da muss ich Ihnen leider widersprechen. Das alles sind weitverbreitete Beschwerden, die kaum ein Arzt richtig deuten kann. Und nur wenige Ärzte sind bereit, sich ernsthaft damit auseinanderzusetzen.

Wenn ich mit meiner Freundin samstags in Hamburg-Eppendorf im Café sitze und die vorbeischlendernden Menschen beobachte, fällt uns immer wieder auf, wie viele mit ein paar Kilo zu viel auf den Rippen herumlaufen. Darunter immer mehr Menschen mit fettem Übergewicht. Mag sein, dass der eine oder die andere sich damit wohlfühlt. Das bleibt jedem selbst überlassen. Aber nach meiner eigenen Erfahrung und nach vielen Schicksalsberichten aus dem Freundes- und Bekanntenkreis kann ich mir nicht vorstellen, dass das allen so geht.

Ich möchte auf jeden Fall wieder so leben wie vor meiner Erkrankung. Ich werde sicher nie zu den schlanken Elfen gehören. Aber ich möchte die Kontrolle über mein Gewicht nicht mehr verlieren. Das

Einführung

ist mir wichtig. Zu den ganz Dünnen in meiner Umgebung kann ich heute eins sagen: Diese Menschen sind einfach nur gesund. Da läuft der Stoffwechsel, wie er laufen soll. Die Hormone arbeiten, wie der liebe Gott es vorgesehen hat. Und der Rest ist schlicht und ergreifend in einem guten Zustand. So einfach ist das!

Wenn man sich diese Tatsache einmal bewusst macht, sind die fünf oder zehn oder fünfzehn Kilo zu viel auf Ihrer Waage doch gar keine so unüberwindbare Hürde mehr, oder? Wie alles im Leben ist auch das Gewicht eine Frage der Perspektive. Sehen wir es als gegeben an, als etwas, was man sowieso nicht ändern kann? Oder als lösbare Aufgabe? Das liegt an Ihnen. Ich kann nur sagen, manchmal geht es leichter, als man vorher dachte.

Den ersten Schritt haben Sie schon getan: Sie halten das richtige Buch in Ihren Händen! Ein klein bisschen Freude, bitte. Und dann machen wir uns an die Umsetzung. Los geht's!

Meine Geschichte

Viele glauben, beim Fernsehen arbeiten nur schlanke Menschen. Und sie haben damit auch fast recht. Es gibt vielleicht noch ein paar Normalgewichtige. Nicht viele. Aber es gibt sie. Doch das Thema Figur ist immer präsent. Und ausgerechnet ich, die niemals auch nur in der Nähe einer Größe 32/34 oder Neudeutsch »Size Zero« war, landete 2008 in dieser Welt, in der es in vielerlei Hinsicht vor allem um Äußerlichkeiten geht. Einer im sechsten oder siebten Monat schwangeren Kollegin wurde von ihren Chefs gesagt, dass man sie so fett auf keinen Fall mehr auf den Schirm lassen könne. Dabei war sie bis auf den sichtbaren Babybauch total schlank!

Etwa ein Jahr nach meinem Einstieg in der TV-Branche fing ich auch noch an, unkontrolliert zuzunehmen. Wie schon beschrieben, ging mein Gewicht wie von selbst um elf Kilogramm nach oben. Und zwar in relativ kurzer Zeit und ohne mein bewusstes Zutun. Das glaubte mir natürlich keiner, schon gar nicht die Ärzte, zu denen ich voller Verzweiflung lief. Denn ich hatte ja nicht nur einige zusätzliche Symptome (diverse Nahrungsmittelallergien, Haarausfall, Schlafstörungen, Stimmungsschwankungen, Nervenstörungen in Händen und Füßen, ausbleibende Regel mit Ende 20, eine überlastete Leber, eine beginnende Insulinresistenz ...) – ich hatte vor allem auch Angst um meinen Job!

Es dauerte mehr als drei Jahre, bis die Diagnose Hashimoto Thyreoiditis (mehr dazu im Kapitel »Die Schilddrüse«) endlich feststand.

Und tatsächlich hat in dieser ganzen Zeit nie jemand etwas zu mir gesagt – kein Chef, kein Kollege, kein Zuschauer. Vielleicht weil ich immer offensiv mit meinem »Problem« umgegangen bin. Wahrscheinlich aber auch, weil es in dieser Zeit noch nicht so selbstverständlich war, sich über alles und jeden auf Facebook, Twitter und Co. im wahrsten Sinne des Wortes auszukotzen. Entschuldigen Sie bitte den Ausdruck, aber so ist es ja heute.

In der ganzen Zeit, bis ich endlich wusste, was mit mir los war – und natürlich erst recht danach –, habe ich gelesen, gelesen, gelesen. Ich wollte unbedingt wissen, was da gerade in mir passiert. Ich habe mir Berge von Büchern gekauft, das erschien mir verlässlicher, als nur das Internet als Quelle zu nutzen.

Ich habe Monatsgehälter in amerikanische Bücher investiert, von Experten, die bei uns (noch) niemand kannte (mittlerweile sind einige Titel ins Deutsche übersetzt). Ich habe ihre Worte aufgesogen, auch wenn es nicht ganz so einfach war, medizinische Fachbücher auf Englisch zu verstehen. Aber irgendwie, mit großer Neugier und einem ungebremsten Willen, habe ich es geschafft. Und ich habe dadurch viel verstanden. Dass alles in unserem Körper irgendwie zusammenhängt, zum Beispiel. Ich bin demütig geworden und dankbar. Für dieses Wunderwerk, das uns einfach so durchs Leben trägt – unseren Körper. Und das wir oft erst wirklich bemerken, wenn es nicht mehr funktioniert. Ehrlich gesagt, sind dann meistens wir selbst daran schuld. Wir haben dieser Maschine des Lebens, unserem Körper, zu viel zugemutet, sie zu wenig beachtet, gepflegt oder mit dem Falschen (und meist auch noch mit zu viel davon) versorgt. Und wenn sie dann stottert und streikt oder gar in ihre Einzelteile zu zerfallen droht, weiß kaum noch ein Arzt, wie er dieses Wunderwerk wieder instand setzen soll.

Vor einigen Monaten habe ich diese Schlagzeilen im *Spiegel* gelesen: »Zum ersten Mal gibt es auf der Welt mehr Menschen, die unter Übergewicht leiden, als solche, die hungern.« Oder: »2,2 Milliarden Menschen sind übergewichtig.« Sie machten mich stutzig. Und die

Deutsche Gesellschaft für Ernährung betitelte ihren *13. Ernährungsbericht* im Jahr 2017 mit der Überschrift »So dick war Deutschland noch nie!«.

In jedem dieser Beiträge wurde das Phänomen damit erklärt, dass die Menschen sich immer weniger bewegen würden und immer mehr zu essen hätten. Grob gesagt, stimmt das sicher auch. Aber da muss noch mehr dahinterstecken, dachte ich mir. Ich kenne ja meine eigene Geschichte und noch ein paar andere, von denen Sie in diesem Buch lesen werden. Dass die Leute immer dicker werden, kann nicht allein am Essen liegen. Die Höhe des Gewichts liegt nicht allein an der Menge und der Art der Lebensmittel, die wir zu uns nehmen, sondern hängt von vielen anderen Faktoren ab. Ärzte und Wissenschaftler haben das bewiesen, und ich sehe es im wahren Leben, an mir selbst, an Freunden und Bekannten, und ich erfahre es von befreundeten Medizinern und Heilpraktikern.

All diese Erfahrungen mit diesem so harmlos klingenden, aber für viele von uns im besten Fall nur nervigen, im schlimmsten Fall traurig und depressiv stimmenden Problem habe ich in diesem Buch zusammengefasst. Und ich habe eine Lösung für Sie! Sie müssen nur noch lesen, in sich hineinhören und dann handeln. Und das ist einfacher, als Sie vielleicht denken.

Übrigens: Ich arbeite bis heute beim Fernsehen. Ich bin immer noch nicht megadünn, sondern schwanke so zwischen Größe 36 und 38. Und witzigerweise finden das manche zu dick und andere zu dünn. Was lernt man daraus? Tun Sie alles rund um Ihren Körper für sich – und zwar nur für sich. Nicht für den Partner oder die Partnerin, die Kollegen, den Chef, Freundinnen oder Freunde, Sportkameraden oder wen auch immer. Sie sind die Nummer eins in Ihrem Leben. Und Ihr Körper sollte genau an gleicher Stelle stehen.

Warum Ihnen das Abnehmen so schwerfällt

Für die meisten von uns ist Abnehmen eine logische Angelegenheit: Tue ich das oder lasse ich das weg, verschwinden die Kilos. Schön wär's! Denn wie so oft im Leben hat die von uns so schön zurechtgelegte Theorie nichts oder nur wenig mit der Realität zu tun. Auch wenn es bei anderen immer so aussieht, als würde es genau so funktionieren. Und die vielen bunten Blätter an den Kiosken und in den Supermarktregalen suggerieren Männlein wie Weiblein, dass man mit der Kartoffel-, Eier-, Ananas- oder Tee-Diät drei Kilo übers Wochenende verlieren kann. Vielleicht klappt es ja sogar, das Problem ist nur: Bis zum nächsten Freitag hat man die verlorenen Pfunde spätestens wieder drauf. Wenn nicht noch mehr!

Sie haben sicher auch schon mal von Weight Watchers gehört. Ein großartiges Konzept! Also ich meine, für die Erfinder und die heutigen Konzernbesitzer. Das Programm stammt aus den USA und wurde 1963 von der New Yorker Hausfrau Jean Nidetch entwickelt. Das Prinzip: Jedes Lebensmittel hat eine bestimmte Anzahl Punkte. Und es gibt eine vorgeschriebene Menge Punkte, die man täglich »essen« darf. Ist die erlaubte Punktezahl aufgefuttert, darf man bis zum nächsten Tag nichts mehr zu sich nehmen. Die Teilnahme (mittlerweile auch online) kostet natürlich Geld. 2014 machte das Unternehmen einen Umsatz von 1,48 Milliarden Dollar. Mittlerweile läuft's nicht mehr so gut. US-Star-Talkerin Oprah Winfrey soll jetzt mit 43 Millionen US-

Dollar eingestiegen sein, da ging die Aktie wieder ein bisschen nach oben. Ansonsten schwächelt Weight Watchers. Und warum? Weil es eben auch nicht der Stein der Weisen ist. Der Weisheit letzter Schluss. Oder der Heilige Gral des Abnehmens. Denn sonst wären wir alle Mitglied bei denen und ab diesem Moment genau so dünn, wie wir uns das immer gewünscht haben.

Man kann es aber noch mehr ins Extreme treiben: Sie haben bestimmt auch schon mal die berühmten Victoria-Secret-Engel in sündig knapper (und teurer) Unterwäsche und den dazugehörigen übergroßen Flügeln über den Laufsteg in New York flanieren sehen. Ein Riesenspektakel mit singenden Weltstars wie Ed Sheeran, Pink oder Taylor Swift auf der Bühne. Das Ganze wird in jeden Winkel der Erde übertragen – als hätten die Menschen in vielen Regionen der Welt keine anderen Probleme. Aber es sieht eben toll aus und lässt Begehrlichkeiten erwachen. Einerseits für die sexy Stoffteilchen und aus männlicher Sicht sicher auch für die schönen Frauen. Zur Berichterstattung rund um das Event gehören natürlich auch die detaillierte Kommentierung der spindeldürren Models und die Erörterung der Frage, wie sie es schaffen, pünktlich zur Millionen-Veranstaltung praktisch kein Gramm Fett mehr am Körper zu haben. Wie sie ihre Pos megaknackig und nahezu perfekt apfelförmig modelliert bekommen, woher ihre Sixpacks, die schmalen Oberschenkel, schlanken Waden und dünnen Ärmchen stammen. Sie ahnen es: Das ist harte Arbeit.

Wochenlang trainieren die jungen Frauen mehrmals täglich unter den strengen Augen von hochdotierten und erbarmungslosen Drill Instructors. Das Essen wird auf ein Minimum reduziert, kurz vor der Show besteht es nur noch aus fettfreiem Eiweiß, meist in Form von Proteinshakes. Und am letzten Tag vor dem Ereignis wird sogar das Trinken eingestellt, wie bei Bodybuildern, die durch diese Art von Austrocknung ihre Muskeln besser zur Geltung bringen wollen.

Dafür bekommen die jungen Damen auch viel, viel Geld. (Adriana Lima bringt schon mal 75 Millionen Dollar im Jahr mit nach Hause,

Kollegin Alessandra Ambrosio immerhin 60 Millionen.) Ich weiß. Doch bei all dem Ruhm, Blitzlichtgewitter, der Aufmerksamkeit und dem Karriereschub, den man durch die Teilnahme an so einer Modenschau bekommt, ist das ganze Theater vor allem eine unglaubliche Tortur für den Körper, für das Hormonsystem, die Nieren, die Leber, den Darm. Denn unser Körper ist keine Maschine! Die jungen Models können den Motor nach dieser Qual nicht einfach einmal durchpusten, alle Einzelteile checken lassen und von Neuem anfangen. Solche gefährlichen Eingriffe in unser fragiles System hinterlassen Spuren.

Ich möchte, dass Sie sich bewusst machen, dass selbst diese jungen Damen – die meisten sind, wenn sie anfangen, keine 20 –, die von Natur aus mit schlanken Genen versorgt sind, solch furchtbare Dinge anstellen müssen, um auf Knopfdruck abzunehmen. Einfach ein bisschen aufs Essen zu achten und eine Runde mehr in der Woche zu joggen reicht auch bei ihnen nicht aus. Und übrigens: Lassen die Damen von ihrer Hammerdiät ab, nehmen auch sie wieder zu. Weil sie wider die Natur ist! Und genau darum geht es in diesem Buch: Ihr Körper wird nicht machen, was Sie wollen (nämlich Gewicht verlieren), wenn Sie nicht nach seinen Spielregeln spielen. Und deshalb sollten wir diese kennenlernen.

Machen Sie sich bewusst, dass alles in unserem Körper miteinander zusammenhängt. In der modernen Schulmedizin schaut man leider allzu häufig nur auf einzelne Symptome. Das ist ein Dilemma unserer Zeit, nicht nur, wenn es um Gewicht und Wohlbefinden geht, sondern in Hinsicht auf alle psychischen und physischen Probleme. Die meisten Ärzte haben verlernt (oder sie haben es nie gelernt), den Körper als eine Einheit zu sehen. Und nicht nur das. Wir leben ja nicht im luftleeren Raum, wir sind ein Teil der Umwelt, der Natur, des Universums. Hört sich esoterisch an, finden Sie? Dann haben Sie noch ein wenig Geduld. Im Kapitel »Umweltgifte« erkläre ich Ihnen diesen Ansatz genauer.

Vieles, was für uns heute und hier problematisch ist, kommt tatsächlich von außen. Viele Schwierigkeiten machen wir uns aber auch selbst. Stress ist so ein Beispiel. Der kann den ganzen Laden lahmlegen, das ganze System, unseren Körper, unser Leben. Und unsere Psyche. Keine Angst, ich will niemanden in eine Ecke stellen oder in Therapie schicken. Ich möchte, dass Sie zuallererst verstehen. Sich selbst und Ihren Körper.

Andreas Moritz, Heilpraktiker, Ayurveda-Arzt, Shiatsu-Therapeut und Bestsellerautor (unter anderem *Die wundersame Gallen- und Leberreinigung*) schreibt zum Thema Abnehmen: »Sie müssen diesen einen entscheidenden Gedankensprung machen: Sie müssen bereit sein, Ihren körperlichen und seelischen Ballast loszulassen. Nicht indem Sie Kalorien zählen. Sondern indem Sie Ihren Körper, Ihren Geist und Ihre Seele umarmen. Sobald Sie beginnen, sich mit anderen Augen zu sehen, sind achtzig Prozent der Arbeit schon getan.«

Sobald wir aufhören, uns, unsere Gene oder andere Umstände für unser Lebensdrama (und Gewicht) verantwortlich zu machen, ist ein Gewichtsverlust die logische, natürliche Konsequenz.

Es geht nicht um Sport, nicht darum, nur noch dies zu essen, jenes aber nicht. Nicht um strenge Regeln oder eiserne Disziplin. Es geht um viel mehr, um etwas Größeres. Und vor allem darum, den Körper wieder in Balance zu bringen. Wir müssen unser ganz persönliches unnatürliches Verhalten hinter uns lassen.

Sie werden auf den nächsten Seiten viel über Ihren Körper lernen. Bei einigen Erklärungen werden Sie vielleicht denken: »Was erzählt die Frau Blumhagen denn jetzt schon wieder? Ich will doch nicht Medizin studieren!« Aber erstens ist es ungemein spannend, was unser Körper alles leistet, meist ohne dass wir es merken. Und außerdem schadet keinem von uns ein bisschen Demut angesichts dieses Wunderwerks der Natur, dem wir unser Leben verdanken. Darüber hinaus sind die inhaltlichen Ausflüge wichtig, um die Zusammenhänge zu verstehen.

Warum Ihnen das Abnehmen so schwerfällt

Nur so kann man die Verbindungen nutzen und das erreichen, was man möchte. In unserem Fall: Abnehmen!

Ich sage es Ihnen klipp und klar: Sie werden nicht abnehmen, wenn Ihr Körper und Ihre Seele nicht in Balance sind und wenn Sie nicht verstehen, was da abläuft. Auf jeden Fall nicht dauerhaft und gesund. Sie werden nicht fit, gut gelaunt, energiegeladen und wach im Kopf sein, wenn irgendetwas Elementares in Ihnen schiefläuft.

Um es positiv auszudrücken: Laufen Seele und Körper im Rhythmus und so, wie sie sollen, dann bringen Sport und gesunde Ernährung auch plötzlich etwas. Dann macht es geradezu Spaß, sich und seinem Körper etwas Gutes zu tun in Form von adäquater Bewegung, viel Wasser, Tee und gesunden Säften, dem für Sie passenden Essen, der richtigen Balance zwischen Sport und Ruhe. Das fühlt sich großartig an und ist viel wichtiger und lebensverändernder als Ihre Konfektionsgröße, die morgendliche Zahl auf der Waage, der BMI oder was Ihre Freunde zu Ihrem Körper und Ihrer Figur sagen. Wenn Sie sich lieben und Ihr Leben umarmen, haben Sie schon alles gewonnen. Und genau darum geht es. Punkt. Legen wir los!

Die Schilddrüse

Natascha war ihr ganzes Leben lang schlank gewesen, sehr schlank. Sie wog bei einer Körpergröße von 1,65 Meter seit Jahren knapp unter 50 Kilogramm. Dafür musste sie nichts tun. Es war einfach so. Kurz nach ihrem 45. Geburtstag entdeckte man auf ihrer Schilddrüse eine Vorstufe von Krebs. Die Ärzte wollten kein Risiko eingehen und entfernten die eine Seite des Organs in einer Operation. Alles lief wunderbar. Der Schnitt war miniklein; wusste man nichts von der OP, sah man die Narbe gar nicht. Natascha durfte relativ schnell wieder nach Hause. Und eine Gewebeprobe ergab, dass es keine bösartige Veränderung war. Nach ein paar Wochen bemerkte Natascha, dass sie morgens immer Schwellungen unter den Augen hatte. Das kannte sie bisher nicht. Und auch die Hosen zwickten plötzlich am Bund, Blusen wurden zu eng. Ihre Finger und Knöchel schwollen regelmäßig an. Sie war erschöpft, und trotz genügend Schlaf und regelmäßigen Mittagspäuschen auf dem Sofa besserte sich ihr Zustand nicht. Im Gegenteil. Irgendwann hatte sie sechs Kilogramm mehr auf der Waage und war todunglücklich.

Eine Freundin, die selbst Probleme mit der Schilddrüse hatte, schickte Natascha zurück zum Arzt, der daraufhin die Schilddrüsenwerte im Blut testete. Und tatsächlich: Da waren viel zu wenig Schilddrüsenhormone im Körper! Sie bekam Tabletten, die diesen Mangel ausglichen, und nach ein paar Monaten waren die Wassereinlagerungen und die zusätzlichen Kilos verschwunden.

Die Schilddrüse

Ich bin immer wieder verwundert, wie viele Menschen Probleme mit der Schilddrüse haben – und wie wenig sie und ihre Ärzte darüber wissen. In der Apotheke beobachte ich gern die anderen Kunden und sehe dabei, wie oft Schilddrüsenhormone über die Ladentheke gehen. Jeder Dritte in Deutschland hat in irgendeiner Weise Probleme mit der Schilddrüse. Viele, denen ich begegne und die von meiner Krankheitsgeschichte wissen, sagen die immer gleichen Sätze: »Ich nehme auch seit Jahren Hormone. Mein Arzt sagt, ich hätte nur eine Unterfunktion. Aber ich bin gut eingestellt.« Auf Nachfrage kommt dann allerdings meist heraus, dass es ihnen alles andere als gut geht. Der Arzt behauptet aber steif und fest, das liege nicht an den Schilddrüsenwerten. Seltsam...

Aber fangen wir mal mit den Basics an: Die Schilddrüse gehört zu den endokrinen Drüsen, genau wie die Nebennieren, die Bauchspeicheldrüse, die Nebenschilddrüsen und die Hirnanhangsdrüse. Das bedeutet: Sie gibt all ihre Stoffe (Hormone und andere wichtige Stoffwechselsubstanzen) direkt ins Blut ab. Der medizinische Fachbegriff für die Schilddrüse lautet »Glandula thyreoidae«. *Glans* aus dem Lateinischen bedeutet »Drüse«, *thyreoeides* aus dem Griechischen »schildförmig«.

Die Schilddrüse befindet sich am Hals, direkt vor der Luftröhre, knapp unterhalb des Kehlkopfs. Sie hat die Form eines Schmetterlings. (Deshalb hat ein Pharmaunternehmen, das Millionen mit synthetischen Schilddrüsenhormonen verdient, seit Neuestem auch süße, kleine Flattermänner vorne auf der Verpackung drauf.)

Bei Frauen ist die Schilddrüse im gesunden Zustand etwa 15 bis 18 Gramm schwer, bei Männern 20 bis 25 Gramm. Nahezu alle Organe, Gewebe und Zellen im menschlichen Körper werden durch die Schilddrüsenhormone Thyronin (kurz T4) und Triiodthyronin (das stoffwechselaktive T3) in irgendeiner Art direkt oder indirekt beeinflusst. Vor allem spielen sie eine zentrale Rolle im Energiestoffwechsel und damit beim

Die Schilddrüse

Thema Abnehmen. Sind zu wenig von diesen Hormonen vorhanden, nimmt der Mensch zu.

Abgesehen davon, beeinflussen T4 und T3 unter anderem den Sauerstoffverbrauch der Zellen, die Verstoffwechslung von Kohlenhydraten, Fetten und Eiweißen im Körper (sprich den kompletten Energiestoffwechsel), die Funktionen des Magen-Darm-Trakts (Stichwort Verdauung) und des Herz-Kreislauf-Systems, genau wie das Wachstum und die Gehirnentwicklung bei (ungeborenen) Kindern.

Es gibt unterschiedliche Krankheitsbilder, die mit der Schilddrüse zu tun haben können: kalte und warme Knoten, Schilddrüsenkrebs, Überfunktion oder Unterfunktion. Die meisten Betroffenen, die unter einer Unterfunktion leiden, haben entweder einen Jodmangel oder die Autoimmunerkrankung Hashimoto Thyreoiditis. Oder gern auch beides – wenn ihnen nicht, wie in unserem Beispiel oben, aus welchen Gründen auch immer (meist Krebsvorstufen oder Knoten), ein Teil des Organs oder gar das ganze operativ entfernt wurde.

Eine Schilddrüsenüberfunktion kann entweder die Folge einer Autoimmunerkrankung namens Morbus Basedow sein oder kurzzeitig auch während einer Hashimoto-Erkrankung auftauchen. Das fühlt sich gar nicht gut an. Und tritt meist unter anderem mit folgenden Symptomen auf:

> innere Unruhe
> Reizbarkeit
> Rastlosigkeit
> Zittern (besonders der Hände)
> Ein- beziehungsweise Durchschlafstörungen
> Schweißausbrüche, allgemeine Hitze
> feuchtwarme Haut
> gestörter Menstruationszyklus
> Heißhunger und verstärkter Durst
> Durchfall

Die Schilddrüse

> Gewichtsabnahme trotz normaler (oder sogar vermehrter) Nahrungsaufnahme
> Herzrasen, Herzklopfen, gegebenenfalls Herzrhythmusstörungen

Wenn Sie Probleme haben abzunehmen oder ohne ersichtlichen Grund stetig zunehmen, werden Sie (sollte die Ursache tatsächlich die Schilddrüse sein) allerdings eher in einer Unterfunktion stecken. Symptome einer Schilddrüsenunterfunktion können sein:

> unkontrollierbare Gewichtszunahme
> ständiges Frieren
> niedrige Körpertemperatur
> Erschöpfung und ständige Müdigkeit trotz genügend Schlaf
> Schlafstörungen
> Depressionen, Niedergeschlagenheit
> Antriebslosigkeit
> Angstzustände
> Konzentrationsprobleme
> Sprachstörungen, Wortfindungsstörungen
> Koordinationsprobleme
> Ödeme durch Wassereinlagerungen, vor allem im Gesicht (Augen) und an den Extremitäten
> Muskelabbau
> Muskelschmerzen, -krämpfe, -verhärtungen
> Gelenkschmerzen
> brüchige Haare und Nägel
> Haarausfall
> trockene, juckende oder unreine Haut
> Übelkeit
> Schwindel
> Kreislaufprobleme

> Verdauungsstörungen, meist Verstopfung
> Nahrungsmittelallergien
> schlechte Wundheilung
> hohe Cholesterinwerte
> Wachstumsstörungen bei Kindern
> verlangsamter, aber auch erhöhter Herzschlag
> verringerte Libido
> ausbleibende, besonders starke oder schwache Regel
> Unfruchtbarkeit beim Mann und der Frau
> Impotenz
> Sehstörungen, plötzliche Verschlechterung der Sehwerte
> Tinnitus
> schlechte Immunabwehr, das heißt ständige Infekte und Ähnliches

Diese Liste erhebt auf keinen Fall den Anspruch, vollständig zu sein. Da die Schilddrüse mit praktisch jedem Eckchen im Körper verbunden ist, wirkt sich ein Mangel der gebildeten Hormone und Enzyme entsprechend im Körper aus.

Diagnose

Wahrscheinlich finden sich die meisten von uns irgendwie und irgendwo in dieser Liste von körperlichen und seelischen Problemen einer Unterfunktion wieder. Daher ist es wichtig, einen guten Arzt oder Heilpraktiker zu kennen, der Ihnen zuhört und die richtigen Schlüsse zieht. In diesem Fall wäre das ein Bluttest. Dabei sollte er folgende Werte checken: die Schilddrüsenhormone T_3 und T_4, allerdings in der freien Form, das heißt nicht an Eiweiße gebunden,

sprich fT3 und fT4. Sie zirkulieren unabhängig von Transporteiwei-
ßen durchs Blut, und nur sie sind im Körper wirksam. Bestehen Sie
darauf, dass genau diese Werte geprüft werden. Denn nur die freien
Werte sind wirklich aussagekräftig. Außerdem sollte der TSH-Wert
ermittelt werden. TSH steht für »Thyreoidea stimulierendes Hormon«. Das ist das Hormon, das die Hirnanhangsdrüse durch das Blut
in Richtung Schilddrüse schickt, um diese zu animieren, die nötigen
Hormone (T3, T4 und noch einige mehr) zu produzieren. Passiert
das nicht, steigt der TSH-Wert immer weiter an – ein Indiz für eine
Unterfunktion.

Zu guter Letzt sollten noch die Schilddrüsen-Antikörper MAK,
TAK (auch TPO-Antikörper genannt) und TRAK getestet werden.
Das sind nicht etwa die Neffen von Donald Duck, sondern diese
Stoffe werden vom Körper gebildet, wenn das Immunsystem die
Schilddrüse fälschlicherweise als Feind erkennt. Sind diese Werte
erhöht, spricht man von einer Autoimmunerkrankung, in diesem
Fall Hashimoto.

Nun zu den Problemen: Einige Ärzte bestimmen nur den TSH-
Wert. Das ist nicht ausreichend, da dieser Parameter von unglaublich
vielen Faktoren beeinflusst werden kann: von zu viel oder zu wenig
Schlaf; von der Tatsache, ob Sie Sport getrieben oder viel Kaffee getrunken haben; ob Sie aufgeregt sind und und und. Zusätzlich können viele Ärzte die Blutwerte nicht richtig deuten. Das klingt wie ein
schlechter Witz, ist aber so. Und die Labore haben oft veraltete Referenzwerte. Das sind die Ober- und Untergrenzen, zwischen denen der
»Normalbereich«, also unsere Werte liegen sollten. Beim TSH-Wert ist
die Obergrenze meist 2,5; wenn man Pech hat, kann auf dem Laborzettel aber auch eine 4,5 stehen. Heute weiß man, dass der TSH-Wert
etwa bei 1 liegen sollte. Vor allem wenn Sie einige der oben genannten
Unterfunktionssymptome haben und Ihr TSH-Wert weit über 1 liegt,
sollten bei Ihrem Arzt alle Alarmglocken schrillen. Nehmen Sie schon
Schilddrüsenhormone, sollte man den TSH-Wert als Gradmesser gar

Diagnose

nicht mehr nutzen, sondern sich nur noch an Ihrem Wohlbefinden und den fT3- und fT4-Werten orientieren.

Weiter geht's mit den Schwierigkeiten: Auch bei den fT3- und fT4-Werten gibt es Referenzwerte. Liegen Ihre Werte irgendwo dazwischen, sind Sie gesund, meinen viele Mediziner. Auch wenn die Werte nur ganz knapp über der untersten Grenze sind. Ich verrate Ihnen etwas: Das stimmt nicht! Denn Sie haben dann faktisch zu wenige Schilddrüsenhormone im Körper. Und das macht dick, müde, unglücklich und vor allem krank. Meiner Erfahrung nach fühlen sich die meisten am wohlsten, wenn ihre Werte zumindest im obersten Drittel liegen. Im Internet gibt es Seiten, auf denen man mithilfe von Tabellen seine Werte in Prozent umrechnen kann (zum Beispiel www. thyreopathie.de/tools/fts2percent.htm). Das ist verständlicher als das, was auf den Laborzetteln steht, und man sieht gleich, wo man sich gerade befindet.

Bestehen Sie neben der Bestimmung der fT3- und fT4-Werte auch unbedingt auf der Untersuchung der Schilddrüsen-Antikörper. Denn wenn schon der Verdacht auf eine Unterfunktion da ist, ist die Chance immens groß, dass die Ursache dafür Hashimoto ist. Ist diese Diagnose gestellt, kann man zur Sicherheit noch per Ultraschall der Schilddrüse deren Zustand feststellen. Denn während einer Hashimoto-Erkrankung zerschießt das körpereigene Immunsystem das Schilddrüsengewebe, sprich, das Organ wird nach und nach zerstört. Im Ultraschall kann man sehen, wie weit der Zerfall schon fortgeschritten ist.

Apropos Laborzettel, Blut- und andere Untersuchungsergebnisse: Diese Werte gehören Ihnen! Ärzte sind verpflichtet, sie Ihnen auszuhändigen. Bestehen Sie im Notfall mit Nachdruck darauf! Vor allem wenn Sie unzufrieden sind und einen anderen Mediziner aufsuchen wollen. Man muss ja nicht alle Untersuchungen doppelt machen – und bezahlen.

Was ist Hashimoto?

Bei einer Autoimmunthyreoiditis handelt es sich um eine chronische Entzündung der Schilddrüse. Diese wird nicht durch Viren oder Bakterien ausgelöst, sondern durch eine Fehlsteuerung des körpereigenen Immunsystems. Das Immunsystem wird aus allerlei Gründen fehlgeleitet: eine erbliche Vorbelastung, Virusinfektionen, zu viel Gluten in der Nahrung. Die Grundursache ist allerdings häufig die sich immer mehr verstärkende Umweltverschmutzung. Durch die vielen für unser Immunsystem unbekannten Stoffe (Schadstoffe, Schwermetalle, Toxine, Pestizide, Kunststoffe) kann es nicht mehr zwischen Gut und Böse, körpereigenem Gewebe und schädlichem Eindringling unterscheiden. Im Fall einer Hashimoto-Erkrankung herrscht sozusagen Krieg zwischen den Immunzellen und dem Gewebe der Schilddrüse. Dabei zerstört das Immunsystem nach und nach immer mehr Schilddrüsengewebe, bis irgendwann so gut wie nichts mehr davon vorhanden oder dieses so vernarbt ist, dass es nicht mehr arbeiten kann. Der japanische Arzt Dr. Hakaru Hashimoto (1881–1934) beschrieb das Krankheitsbild 1912 zum ersten Mal. Daher wurde es nach ihm benannt.

Es sind vor allem Frauen von Hashimoto betroffen, aber auch die Anzahl der erkrankten Männer und Kinder steigt. Das ist besonders dramatisch, denn erstens sind das Körperwachstum und die Gehirnentwicklung von der Arbeit der Schilddrüse abhängig, und zweitens nehmen schon die Kleinsten mit Hashimoto (und vor allem mit einem unbehandelten Hashimoto) fast automatisch zu. Kinder in der Schule oder im Kindergarten leiden seelisch ungemein darunter. Dabei können sie gar nichts dafür. Und viele Ärzte übersehen die eigentlich eindeutigen Anzeichen in den Laborergebnissen oft oder schieben das Übergewicht auf zu wenig Bewegung und zu viele Süßigkeiten. Sollte

Ihr Kind die oben genannten Merkmale aufweisen und sollten Sie an einen ignoranten Arzt geraten sein, wechseln Sie bitte so schnell wie möglich zu einem anderen Mediziner. Zum Wohl Ihres Kindes, seines Körpers und seiner Seele.

Noch zwei wichtige Fakten:

Erstens: Hashimoto ist leider nicht heilbar. Ich bekomme regelmäßig Mails und Briefe von freudig erregten Patienten, die mir berichten, sie wären auf wundersame Weise geheilt. So leid es mir für diese Menschen tut, das kann nicht sein. Leider. Vielleicht sind keine Antikörper mehr im Blut sichtbar. Die müssen aber auch gar nicht vorhanden sein, und man hat trotzdem Hashimoto. Oder sie fühlen sich einfach wieder gut, weil sie die richtige Schilddrüsenhormondosierung gefunden haben, ihre Nebenbaustellen aufgeräumt und Vitamin- und Mineralmängel ausgeglichen haben, Gewicht verloren und ihren Körper einfach zurück in seine Balance gebracht haben – dann sollten sie es einfach genießen.

Doch viele setzen vor lauter Glück ihre dringend benötigten Schilddrüsenhormone ab und landen nach einiger Zeit in einem tiefen Tal der Tränen. Das Ausbleiben der zugeführten Hormone ist überhaupt nicht harmlos und ein ungemeiner Kraftakt für den Körper und die Seele. Denn alle Systeme, die durch die Substituierung der Schilddrüsenhormone langsam wieder ins Gleichgewicht zurückgefunden haben, kommen erneut aus dem Takt. Allen voran der Hormonkreislauf, aber auch der Darm, die Nebennieren, die Leber und so weiter.

Zweitens: Hashimoto ist keine Erkrankung der Schilddrüse, sondern eine Autoimmunerkrankung. Und da muss man in der Therapie auch ansetzen. Nur Schilddrüsenhormone zu verschreiben genügt nicht. Man muss die Ursache bekämpfen, sprich das Immunsystem beruhigen. Denn sonst zerstört es nicht nur die Schilddrüse, sondern sucht sich noch andere »Ziele«: Sie kennen sicher alle Multiple Sklerose (MS), Rheumatoide Arthritis, Lupus, Vitiligo ... Das sind auch

Die Schilddrüse

alles Autoimmunerkrankungen. Eventuell werden Sie davon nicht zunehmen. Aber gesellt sich eine dieser Krankheiten zu Hashimoto hinzu, ist man ganz sicher eines: verdammt krank.

Was ist die Ursache?

Sobald Sie die Diagnose Hashimoto haben, werden sich in Ihrem Familienkreis garantiert noch mehr Fälle auftun. Entweder wussten diejenigen es schon seit Jahren und haben es Ihnen nur nicht erzählt. Oder sie lassen sich, nachdem Sie wissen, was Ihnen das Leben so schwer gemacht hat, endlich auch einmal testen und erfahren so, was los ist. Bei mir sind tatsächlich beide Elternteile ebenfalls betroffen. Beide haben es erst nach (und durch) meine Diagnose erfahren. Mein Vater sogar erst Jahre später.

Was ich damit sagen möchte: Hashimoto, oder zumindest die Disposition dafür, ist vererbbar. Die Wissenschaft ist sich da noch nicht ganz einig. Die Mutter kann diese Schwachstelle in sich tragen, aber erst bei der Tochter bricht die Krankheit aus. Das ist möglich. Und passiert zumeist in einer Zeit der hormonellen Umstellung: in der Pubertät, der Schwangerschaft, in den Wechseljahren. Bisher hat man angenommen, dass die Vererbung eher von der Mutter auf die Tochter übergeht. Mittlerweile melden sich bei Hashimoto Deutschland aber immer mehr Männer, die betroffen sind. Vor etwa acht Jahren ging man davon aus, dass lediglich fünf Prozent der Betroffenen Männer waren. Heute würde ich die Anzahl wesentlich höher schätzen, auf mindestens zehn bis fünfzehn Prozent. Da ihr Hormonsystem nicht so komplex ist wie das von Frauen, bemerken sie meist erst extrem spät entsprechende Veränderungen in ihrem Körper. Und für die meisten Ärzte ist Hashimoto immer noch eine Frauenkrankheit. Deshalb vermutet man bei Männern seltener Hashimoto als Ursache und führt entsprechend weniger oft die dafür notwendigen Untersuchungen durch.

Was ist Hashimoto?

Hat man diese erbliche Vorbelastung (egal ob Frau oder Mann) und kommen dann noch großer körperlicher oder auch seelischer Stress, chronische Infektionen oder andere drastische Einschnitte hinzu, nimmt die Krankheit ihren Lauf. Das Epstein-Barr-Virus und das Pfeiffersche Drüsenfieber werden ebenfalls immer wieder als möglicher Auslöser genannt.

Dazu kommt, dass Raucher ein erhöhtes Risiko haben, an Hashimoto zu erkranken. Thiozyanat ist ein Stoff, der in Zigaretten vorkommt, die Schilddrüse schädigt und wie eine Antischilddrüsensubstanz wirkt. Viele bemerken ihre Hashimoto-Symptome erst, nachdem sie das Rauchen aufgegeben haben. Denn Nikotin, davon gehen Wissenschaftler heute aus, schafft einen künstlich erhöhten Stoffwechsel, der Müdigkeit, Gewichtszunahme, Verdauungsprobleme, Stimmungstiefs (alles typisch für Hashimoto) gar nicht erst aufkommen lässt.

Und last, but not least ist die Umweltverschmutzung zu nennen, die zu einer Flut an unzähligen Krankheiten, vor allem Autoimmunerkrankungen, führt. Jährlich werden zigtausend neue Stoffe für die Lebensmittelindustrie sowie der Kunststoff- und Chemikalienproduktion zugelassen, die unser Körper nicht zuordnen kann. Manche sind harmlos, aber viele sind schlicht und ergreifend Gift und greifen in unser Hormonsystem und die Zellabläufe ein. Aus purer Verzweiflung und Hilflosigkeit und um diese Materialien aus dem Kreislauf herauszubekommen, lagert der Körper sie in Fettgeweben und/oder Organen ein. Unser Immunsystem versucht daraufhin, den nicht zu identifizierenden Eindringling zu bekämpfen, und attackiert dabei versehentlich das körpereigene und lebenswichtige Organ.

Je nachdem, wo beim Einzelnen die Schwachstellen sind, wird so das zentrale Nervensystem angegriffen (Multiple Sklerose), Gelenke und Sehnen in Mitleidenschaft gezogen (Rheumatoide Arthritis), die Betazellen der Bauchspeicheldrüse geschädigt (Diabetes mellitus Typ 1) oder eben bei Hashimoto die Schilddrüse.

Sie merken: Hashimoto ist ein wahnsinnig komplexes Thema. Im

37

Die Schilddrüse

Folgenden stelle ich dar, was Sie selbst nach einer Diagnose tun können. Doch alles, was Sie dazu wissen müssten – falls es Sie, Ihren Partner oder Ihr Kind betrifft –, hier unterzubringen, ist leider unmöglich. Es gibt mittlerweile viele großartige Bücher, Websites und Foren,
die Ihnen dabei helfen, den richtigen Umgang mit dieser Krankheit
zu finden. Im Anhang habe ich die besten aufgeführt. Stöbern Sie
darin herum, stellen Sie im Internet Fragen (zum Beispiel auf unserer
Facebook-Seite »Hashimoto Deutschland«) und erobern Sie sich Ihr
Wohlbefinden und vor allem auch Ihr Wohlfühlgewicht zurück!

Was kann ich tun?

Das Wichtigste ist, dass Sie sich einen guten, offenen, vertrauens-
und verständnisvollen Arzt, Heilpraktiker oder Alternativmediziner
suchen. Denn Hashimoto ist eine extrem komplexe Angelegenheit.
Ich habe ja schon erwähnt, dass in unserem Körper alles miteinander
zusammenhängt. Hashimoto zeigt das mehr als deutlich. Denn zerstört das Immunsystem die Schilddrüse, werden so gut wie immer der
Darm, die Nebennieren, die Leber und ein Großteil der sonst verfügbaren Hormone im Körper in Mitleidenschaft gezogen. Ich möchte
keine Angst verbreiten. Aber ich will ehrlich sein. In diesem Fall ist
eine ganzheitliche Behandlung das A und O. Und die bekommt man
leider nicht überall.

Am besten fragen Sie in Ihrem Freundes- oder Bekanntenkreis nach
Empfehlungen. Im Internet gibt es Listen mit Ärzten und Heilpraktikern, die anderen geholfen haben, unter anderem auf unserer Website
www.hashimoto-deutschland.de.

Wenn Sie eine Praxis gefunden haben, in der Sie sich gut aufgehoben fühlen, beginnt – nach der Diagnosestellung – die Therapie:
Der behandelnde Arzt wird als Erstes die fehlenden Schilddrüsenhormone ersetzen. Das kann er in Form von synthetischen Tabletten

machen oder mithilfe von natürlichen Schilddrüsenhormonen (gibt es bei der Receptura-Apotheke in Frankfurt am Main, der Klösterl-Apotheke in München oder als Import aus den USA), zum Beispiel aus gefriergetrocknetem Schilddrüsengewebe vom Schwein oder Rind. Letzteres ist für Vegetarier und Veganer nicht geeignet. Allerdings berichten viele Patienten, dass sie sich damit wesentlich besser fühlen und weniger Beschwerden haben. Und: In den natürlichen Tabletten sind neben den schon angesprochenen Schilddrüsenhormonen T3 und T4 auch noch alle anderen Enzyme und Hormone, die das Organ produziert, denen in der heutigen Medizin aber keine Beachtung geschenkt wird.

Die richtige Dosierung zu finden ist in beiden Fällen – ob mit synthetischen oder natürlichen Hormonen – eine individuelle und mitunter kniffelige Angelegenheit, die Zeit und Geduld braucht. Und mal wieder einen Arzt, der nicht nur auf die Blutwerte starrt, sondern vor allem auf das hört, was Sie ihm sagen, und darauf achtet, wie es Ihnen geht.

Gegen die schon weiter oben beschriebene Entzündung der Schilddrüse, die manche gar nicht bemerken, sondern nur als Entzündungsmarker im Blut sehen, die sich bei anderen aber als ständiges Druckgefühl und Räuspern bemerkbar macht, kann man auch etwas tun:

NEHMEN SIE SELEN!

Selen ist ein essenzielles Spurenelement, das heißt, es ist lebenswichtig, kann aber vom Körper nicht selbst hergestellt werden. Wir müssen es über die Nahrung aufnehmen. Da der Gehalt an Nährstoffen in den letzten Jahrzehnten aber kontinuierlich abgenommen hat (weil in den beackerten Böden durch Dauerbewirtschaftung nichts mehr davon enthalten ist), fehlt den meisten Selen. Wir brauchen den Stoff vor allem zur Entgiftung von Schwermetallen, wir nutzen seine antioxidative Wirkung und stärken damit unsere Abwehrkräfte. Selen ist unabdingbar für den Muskelauf- und Fettabbau und hilft uns dabei, länger jung auszusehen. Das Element ist außerdem essenzieller Bestandteil der Umwandlung von T4 ins stoffwechselaktive T3. Zudem wurde nachgewiesen, dass die Schilddrüsen-Antikörper durch eine tägliche Gabe von Selen gesenkt werden können. Damit wird eine Verlangsamung des Immunprozesses und damit eine Beruhigung in der Schilddrüse erreicht.

Etwa 40 Prozent der körpereigenen Selenvorräte werden in der Skelettmuskulatur gespeichert, der Rest in Leber, Niere, Bauchspeicheldrüse, Herz, Milz, in den Augen und beim Mann in den Hoden. Aber eben auch in der Schilddrüse, den Nebennieren und der Hypophyse.

Eigentlich ist Selen in folgenden Nahrungsmitteln in hoher Dosis vorhanden: Paranüsse sind wahre Selenbomben, Wildlachs enthält ebenfalls von Natur aus viel davon. Genau wie Lammfleisch, Sonnenblumenkerne und Eier. Leiden Sie unter Hashimoto oder haben einen nachgewiesenen Selenmangel, hilft allerdings nur die Substitution mithilfe von Tabletten.

Dass man Selen abends einnehmen soll, ist schon im Namen verankert: Die griechische Mondgöttin Selene stand Patin. Experten empfehlen eine Dosis von 200 Mikrogramm. Bitte immer mit großem Abstand zu Vitamin C einnehmen, da sonst die Wirkung beeinträchtigt wird. Nach einiger Zeit können Sie den Selenspiegel bei Ihrem Arzt im Blut messen lassen und gegebenenfalls die Dosis anpassen.

SCHÜSSLER-SALZE

Manchmal helfen auch ganz profane Mittel, die Anzahl der Antikörper zu senken. Von Schüssler-Salzen haben Sie sicher schon mal gehört. Der Homöopath und Arzt Wilhelm Heinrich Schüßler (1821–1898) hat diese Art der Therapie entwickelt, weil er davon ausging, dass Krankheiten, ganz allgemein gesprochen, durch Störungen des Mineralhaushalts in den Körperzellen entstehen.

Die Schüssler-Salze Nummer 2 *Calcium phosphoricum* und Nummer 12 *Calcium sulfuricum* jeweils in der Potenz D6 helfen, die Entzündungswerte in der Schilddrüse zu senken. Man nimmt täglich je fünf Tabletten und lässt sie langsam auf der Zunge zergehen. Viele spüren relativ schnell, dass der Druck auf die Kehle, das Herzrasen und die Hitzewallungen nachlassen – alles typische Symptome eines Schubs, bei dem das Schilddrüsengewebe plötzlich vom Immunsystem attackiert wird und das Blut mit extrem vielen Schilddrüsenhormonen überschwemmt wird. Diese Wirkung ist der verbesserten Kalziumverwertung und der dadurch entstehenden Entlastung der geschundenen Schilddrüse zuzuschreiben.

Die normalen Schüssler-Salze bekommt man in jeder Apotheke für relativ kleines Geld. Allerdings sind die Tabletten auf Laktosebasis hergestellt. Wer das vermeiden möchte, kann auf Globuli oder auch Tropfen ausweichen.

GLUTEN

Das schon seit Längerem in Verruf geratene Klebereiweiß in Getreiden wie Weizen, Roggen, Dinkel, Gerste, Hafer und Emmer (Zweikorn) bringt zwei Probleme mit sich: Erstens verklebt es die Darmzotten. Das bedeutet, dass Ihr Körper die Nährstoffe aus der Nahrung nicht mehr aufnehmen kann. Drastisch gesagt, verhungern Sie mit vollem Bauch, weil Ihnen das fehlt, was Ihr Körper zum Funktionieren braucht. Außerdem kann der Darm dadurch nicht mehr richtig arbeiten. Ihre Verdauung lahmt, Sie sammeln immer mehr giftigen Abfall in Ihrem Körper, der Sie träge, krank und dick macht. Mehr dazu können Sie in den Kapiteln »Der Darm« und »Umweltgifte« nachlesen.

Das zweite Problem: Gluten kann die Entzündung in der Schilddrüse noch verstärken. Der amerikanische Arzt und Schilddrüsenexperte Dr. Datis Kharrazian schreibt dazu: »Weil Gutenmoleküle und Schilddrüsengewebe sich so sehr ähneln, empfehle ich meinen Hashimoto-Patienten immer, Gluten sofort von ihrem Speiseplan zu streichen.« Das Problem ist, dass Gluten in praktisch allem enthalten ist: Backwaren, Süßigkeiten, Fertiggerichten, Wurst und und und. Das spräche mal wieder für eine natürliche Ernährung aus Obst, Gemüse und dem, was die Natur – und nicht das Supermarktregal – so hergibt. Die Alternative: Jede Packung umdrehen und ganz genau lesen, was drin ist.

Tatsächlich ist das Weglassen von glutenhaltigen Lebensmitteln für viele ein großes Problem. Die typischen Reaktionen lauten: »Was soll ich denn morgens frühstücken?« Oder: »Im Restaurant gibt's immer so leckeres Brot. Das kann ich ja dann auch nicht essen!« Gern auch: »Das ist doch nur so ein neumodischer Schnickschnack.« Genau das und noch viel mehr bekomme ich regelmäßig bei meinen Lesungen zu hören. Dem steht entgegen, dass es vielen Hashimoto-Betroffenen *ohne* Gluten wirklich viel besser geht. Sie können ja einen Versuch starten: Lassen Sie, sagen wir mal drei Wochen, Gluten komplett raus aus Ihrem Speiseplan. Und beobachten Sie sich und Ihren Körper genau. Und dann entscheiden Sie.

KUHMILCH

Das ist das nächste große Thema. Laktoseintoleranz ist ja fast schon ein Schimpfwort! Allerdings plädieren immer mehr Alternativmediziner und Wissenschaftler für eine Ernährung ganz ohne Milchprodukte – nicht nur laktosefrei. Der Grund: Sie führen zu einer vermehrten Schleimbildung im Darm. Genau hier sitzt das Immunsystem. Bei Hashimoto macht das Immunsystem Probleme, der Schluss liegt also nahe. Mal ganz abgesehen von den unappetitlichen Inhaltsstoffen der Milch: Pestizide, Allergien auslösende Proteine, Wachstumshormone, Antibiotika. Den Rest erspare ich Ihnen.

Wir Menschen sind eben nicht dafür gemacht, die Babynahrung einer anderen Spezies zu uns zu nehmen. Ganz abgesehen von den katastrophalen Lebensbedingungen der Milchkühe.

Keine Angst, ich möchte Sie nicht zum Veganer erziehen. Ich möchte Ihnen nur klarmachen, was alles in Ihrem Körper passiert, wenn Sie diese Dinge zu sich nehmen. Wie beim Gluten kann man auch in Bezug auf Milch, Käse, Quark, Sahne, Schmand und andere Milchprodukte eine kleine Entziehungskur machen. Sie werden merken, wie Ihr Körper ohne die zusätzliche Belastung förmlich durchatmet.

VORSICHT, SOJA!

Wenn ich schon keine Milch in den Kaffee schütten darf, nehme ich eben Sojamilch, werden sich viele denken. Stopp! Lieber nicht. Denn die in Soja enthaltenen Isoflavone wirken im Körper wie Hormone und können das komplette endokrine System irritieren. Diese pflanzlichen Stoffe, die zur Gruppe der Flavonoide gehören, stören die normale Schilddrüsenfunktion, und die Gefahr für eine Unterfunktion steigt. Zusätzlich erhöht sich das Risiko für Schilddrüsenkrebs und Hashimoto Thyreoiditis.

Und auch zwischen der Fütterung von Sojamilchprodukten bei Säuglingen und der Entwicklung autoimmuner Schilddrüsenerkrankungen wurde ein Zusammenhang festgestellt.

Leider kann man der Sojabohne und den daraus hergestellten Lebensmittelzusätzen kaum noch entkommen. Sojaeiweiß und -öl findet man in Margarine, Backwaren, Fleisch- und Wurstwaren, Pommes frites, Soßen, Suppen, Eierspeißen, Knödeln, Mayonnaise, Pudding, Schokolade, Ketchup, Säuglingsnahrung, Diätprodukten – und in Nahrungsergänzungsmitteln.

Für den Kaffee oder den Latte macchiato gibt's ja zum Glück selbst bei Starbucks mittlerweile Alternativen: Mandelmilch zum Beispiel.

Und im Supermarkt kann man in der Zwischenzeit schon zwischen Cashew-, Reis- und Macadamianussmilch wählen.

NEBENBAUSTELLEN BEARBEITEN

Wie schon gesagt: Schilddrüsenhormone zu schlucken wird das Hashimoto-Syndrom wahrscheinlich (oder ganz sicher) nicht bändigen. Und Sie werden auch nicht abnehmen. Die Schilddrüse ist sozusagen nur das Opfer, das vom Immunsystem unfairerweise angegriffen und im Lauf der Zeit zerstört wird.

Die meisten Ärzte erzählen ihren von der Autoimmunerkrankung betroffenen Patienten, dass sie bis auf das Ausgleichen der fehlenden Hormone leider nichts machen können. Das ist falsch! Meist sagen diese Mediziner auch, dass die Beschwerden und Symptome, die trotz der Medikation bleiben, nichts mit Hashimoto zu tun haben. Viele behaupten sogar, man bilde sie sich nur ein. Auch das ist falsch! Als ob eine Waage lügen könnte ...

Hashimoto-Patienten haben neben der Entzündung der Schilddrüse so gut wie immer noch weitere Baustellen (wie ich es gern nenne), die dringend bearbeitet werden müssen. Und zwar sind das die Nebennieren, die unter dem oft Jahre andauernden Stress einer Erkrankung und Entzündung nach und nach die Segel streichen (mehr dazu im Kapitel »Die Nebennieren«).

Dann ist da der Darm zu nennen, da das Immunsystem zum größten Teil genau hier sitzt. Auch diesem wichtigen Körperteil und Thema habe ich ein eigenes Kapitel gewidmet. Und die Leber. Unser Entgiftungsorgan Nummer eins ist maßgeblich beteiligt an unserem Wohl und Weh. Zudem werden hier die Enzyme gebildet, die für die Umwandlung des Schilddrüsenhormons T4 ins stoffwechselaktive T3 unabdingbar sind. Nicht zu vergessen der Rest der Hormone in unserem Körper. Die hängen allesamt eng mit der Schilddrüse zusammen. Mehr dazu im Kapitel »Die Hormone«.

Was ist Hashimoto?

Eine weitere Nebenbaustelle, die es dringend zu beheben gilt, sind die typischen Mangelerscheinungen, die vor allem auch Menschen mit Autoimmunerkrankungen betreffen. Allen voran ist da Vitamin D zu nennen: Es ist unter anderem hormonregulierend und antientzündlich. Außerdem haben Studien ergeben, dass 90 Prozent der Menschen mit Autoimmunerkrankungen der Schilddrüse einen genetischen Defekt haben, der die Fähigkeit des Körpers, Vitamin zu bilden, negativ beeinflusst. Schlussendlich leiden viele unter einem Eisen-, Magnesium- und Vitamin-B12-Mangel und nehmen zu wenige Omega-3-Fettsäuren zu sich.

ENTGIFTEN SIE!

Immer mehr Experten bestätigen die Vermutung, dass die Flut an Autoimmunerkrankungen in den letzten Jahrzehnten eine Folge zunehmender Verschmutzung unserer Luft, unseres Wassers, des Essens und unseres ganzen Lebensraums ist. Möchte man die eigentliche Ursache von Hashimoto (und MS, Rheuma, Lupus, Diabetes Typ 1 und so weiter) beseitigen, muss man vor allem eines tun: entgiften.

Das hört sich ziemlich furchtbar an. Ich weiß. Man kann aber mit kleinen Schritten Großes bewirken. Wie das geht, was dabei passiert, wie viel es kostet und womit Sie am besten anfangen, erläutere ich Ihnen im Kapitel »Umweltgifte«.

JODMANGEL

Jahrzehntelang erzählte man Hashimoto-Patienten, dass es Gift für sie sei, Jod zu sich zu nehmen. Die Schilddrüse ist übrigens das einzige Organ im menschlichen Körper, das Jod verwerten kann. Zusammen mit der Aminosäure Tyrosin entstehen so die Schilddrüsenhormone.

Eine Jodgabe würde unkontrollierte Schübe auslösen, und es würde ihnen dadurch extrem schlecht gehen, hieß es. Bis zu einem gewissen Punkt stimmt diese Aussage durchaus.

Ich selbst habe in New York mal eine sogenannte Muscle Milk, also einen gekühlten Eiweißshake für Bodybuilder getrunken, dem eine relativ hohe Menge Jod zugesetzt war. Die Folge: Ich fing plötzlich an zu zittern, mir wurde heiß, mein Herz begann zu rasen. Ich musste mich an einer Straßenlaterne festhalten, sonst wäre ich umgekippt. Zum Glück stand die Laterne direkt vor einem Starbucks. Da konnte ich meinen Reisebegleiter bei einem Kaffee und kostenlosem WLAN parken, während ich eine gute Stunde leidend und ein wenig panisch auf der Toilette verbrachte, weil auch die Verdauung plötzlich meinte, auf Hochtouren arbeiten zu müssen.

Tatsächlich war diese ungewohnt hohe Dosis Jod zu viel für meinen Körper. Das allerdings bedeutet nicht, dass Schilddrüsenunterfunktions- und Hashimoto-Patienten von diesem essenziellen Spurenelement nicht auch immens profitieren können. Denn den meisten von uns fehlt Jod, trotz jodiertem Speisesalz, Jod im Futter der Tiere, deren Produkte wir essen, in Milch, Käse, Fleisch, Konserven, Backwaren und so weiter.

Jod reguliert die Stoffwechselprozesse in fast jeder Körperzelle, regt die Oxidation und damit die Fettverbrennung an. Es ist ein hervorragender Entgifter (vor allem von Schwermetallen wie Quecksilber und Blei und Halogenen wie Fluorid, Bromid und Chlorid), reinigt das Blut und wirkt antibakteriell. Ohne Jod kann keine Schilddrüse funktionieren. Die Eierstöcke, das Gehirn, die Prostata – all diese Organe brauchen Jod. Es macht wach, gibt Energie und schenkt uns einen klaren Geist. Jodmangel hingegen ist ein nachgewiesener Risikofaktor für Brustkrebs.

Das Problem: Es wird durch Erhitzung zerstört. Und die durchschnittlich in Deutschland aufgenommene Menge reicht nicht aus, um uns ausreichend zu versorgen. Die Deutsche Gesellschaft für Ernährung (DGE) empfiehlt, 200 Mikrogramm Jod pro Tag zu sich zu neh-

Was ist Hashimoto?

men. Die Japaner (das immer noch gesündeste Volk der Welt) nehmen pro Kopf täglich bis zu 13 Milligramm Jod in Form von Meeresalgen, Fisch und so weiter zu sich.

Kaum einer von uns isst so viel Fisch. Der ist auch meist dermaßen mit Quecksilber belastet, dass es alles andere als gesund wäre, ihn täglich auf den Speiseplan zu setzen. Es gibt daher die Möglichkeit, auf Algenpräparate zurückzugreifen oder zum Beispiel die sogenannte Lugolsche Lösung (nach dem französischen Arzt Jean Guillaume Lugol) einzunehmen. Tun Sie mir aber bitte einen Gefallen: Versuchen Sie das alles aber nicht alleine, sondern immer nur mit der Unterstützung eines jodkompetenten Therapeuten, Heilpraktikers oder Arztes.

Denn zu einer sinnvollen Jodtherapie gehört unter anderem auch die Substitution fehlender Nährstoffe wie unter anderem Vitamin C, Magnesium, Selen, Vitamin B3, Zink, Vitamin A.

Ein großartiges Buch zum Thema Jod haben die Heilpraktiker Kyra Hoffmann und Sascha Kauffmann geschrieben: *Jod – Schlüssel zur Gesundheit*. Darin erfahren Sie alles, vom Test bis hin zur richtigen Therapie, auch und gerade bei Hashimoto und einer Schilddrüsenunterfunktion.

ZUSAMMENFASSUNG:

> Laut der Schilddrüsen-Liga Deutschland leiden etwa 30 Millionen Deutsche unter Problemen mit der Schilddrüse.
> Mehr als zehn Millionen Deutsche haben die Autoimmunerkrankung Hashimoto Thyreoiditis.
> Im Großteil der Fälle wird die Krankheit vererbt und bricht entweder in einer hormonellen Umstellungsphase des Körpers oder nach einer schweren Krankheit aus.

Die Schilddrüse

> Die grundlegende Ursache für Autoimmunerkrankungen ist die immer schlimmer werdende Umweltverschmutzung.
> Der Körper braucht Schilddrüsenhormone für unzählige Vorgänge, allen voran für den Stoffwechsel.
> Mit synthetischen oder natürlichen Schilddrüsenhormonen kann man einen Mangel ausgleichen.
> Die Präparate müssen vom Arzt verschrieben und in den meisten Fällen ein Leben lang eingenommen werden.
> Meist braucht es allerdings eine ganzheitliche Behandlung, die mehr als nur den Ausgleich von fehlenden Schilddrüsenhormonen beinhaltet.
> Vitamin- und Mineralmängel, allen voran Vitamin-D-Mangel, müssen behoben werden.
> Nebennieren (Stichwort Stress), Leber, Darm und der komplette Hormonkreislauf sollten ebenfalls überwacht und gegebenenfalls behandelt werden.

Die Leber

Ich bin mir ganz sicher: An die Leber denken die wenigsten, wenn es ums Thema Abnehmen geht. Dabei ist sie maßgeblich daran beteiligt, wenn unser Gewicht rauf- oder runtergeht. Und ich meine dabei nicht unseren Alkoholkonsum. Der hat kaum etwas damit zu tun. Oder eher nur am Rande …

Die Leber ist die größte Drüse im menschlichen Körper, sie wiegt zwischen 1,5 und zwei Kilogramm. Zu drei Vierteln liegt sie im rechten, zu einem Viertel im linken Oberbauch. Sie ist das zentrale Organ für den gesamten Stoffwechsel, der für unser Gewicht verantwortlich ist. Ihre wichtigsten Aufgaben sind die Produktion lebenswichtiger Proteine, die Verwertung von Nahrungsbestandteilen und die Produktion von Gallenflüssigkeit, die unter anderem für die Verdauung von Fetten genutzt wird. Dabei entscheidet das Organ auch, ob aus dem aufgenommenen Fett Energie produziert wird, die der Körper direkt nutzt. Oder ob es in Speckröllchen umgebaut wird.

Umweltgifte, Hormone, Medikamente, Toxine – alles, was der Körper nicht mehr braucht oder loswerden möchte, wird über die Leber ausgeleitet. Aber natürlich nur, solange sie das auch aus eigenem Antrieb schafft. Ist die Leber mit Giftstoffen überlastet, hat sie keine Energie mehr für den Stoffwechsel. Ein träger Stoffwechsel macht nicht nur müde und unglücklich, sondern vor allem dick, und er blockiert die Möglichkeit, Gewicht zu verlieren.

Die Leber ist also ein Multitalent und für uns lebenswichtig. Und

Die Leber

trotzdem tun wir täglich Dinge, die ihr mächtig Schaden zufügen. Unbewusst, aber kontinuierlich, und viele ein Leben lang. Dass aus einer ermüdeten Leber viele chronische Krankheiten entstehen können, wissen zudem die wenigsten.

Wenn Sie unter dem rechten Rippenbogen immer mal wieder Schmerzen, ein Ziehen oder Drücken verspüren, dann geht es Ihrer Leber gar nicht gut. Ein sicheres Zeichen ist aber auch, wenn Sie regelmäßig zwischen ein und drei Uhr morgens aufwachen. Das ist laut der »Organuhr« – alle Organe haben eine bestimmte Zeit im Tagesablauf, in der sie am meisten arbeiten – die aktivste Zeit des Entgiftungsorgans. Kann die Leber nicht, wie sie möchte oder sollte, merkt man das meist nachts. Man wird unruhig und wacht, auch wenn man noch so müde ins Bett gefallen ist, ohne ersichtlichen Grund auf, und nur mit einer geringen Chance, schnell wieder einschlafen zu können.

Hier noch mehr Symptome, die eine Überlastung der Leber anzeigen:

> Wassereinlagerungen, Ödeme, man fühlt sich aufgequollen
> Gewichtszunahme
> chronische Nasennebenhöhlenentzündung
> Appetitlosigkeit
> Verdauungsprobleme wie Verstopfung
> Völlegefühl, auch nach wenig Essen
> Allergien
> Kopfschmerzen
> Zukunftsangst
> Depressionen
> unruhige Beine (Restless Legs)
> brüchige Nägel
> dünner werdendes und früh ergrautes Haar
> Augenleiden, wie zum Beispiel ein Gerstenkorn

> Probleme mit der Niere
> Thrombose
> permanente (Muskel-)Anspannung
> Probleme loszulassen

Wenn Sie diese Erfahrungen an sich machen (oder einige davon), sollten Sie zügig handeln. Denn die Leber meldet sich erst, wenn es schon fast zu spät ist. Sie ist leidensfähig und kann extrem viel aushalten, bis sie wirklich den Geist aufgibt. Sie bildet immer wieder neue Zellen, und ein Mensch kann mit einem Drittel seiner eigenen Lebermasse sehr gut leben. Man kann sie ganz leicht bei ihrer Arbeit unterstützen. Wie, erfahren Sie später in diesem Kapitel.

Ihr Arzt kann im Blut sehen, wie es Ihrer Leber wirklich geht. Ein Schulmediziner wird die Werte meist etwas entspannter sehen. Alternativmediziner und Heilpraktiker werden früher hellhörig.

Die Ursache einer Leberüberlastung kann aber auch in den Genen liegen. Es gibt mehrere genetische Parameter (die man im Blut bestimmen kann), die mitbestimmen, wie gut die Entgiftungsfähigkeit eines Menschen – oder besser gesagt seiner Leber – von Geburt an ist. Das legt die Natur genauso fest wie die Haarfarbe, die Körpergröße, die Gesichtsform und andere angeborene Merkmale. Das ist auch die Erklärung dafür, warum manche besser mit schlechtem Essen, Stress und Alkoholkonsum umgehen können und es anderen mit dem gleichen Lebensstil hundeelend geht. Der verstorbene Exbundeskanzler Helmut Schmidt (1918–2015) muss von Natur aus die perfekte Entgiftungsfähigkeit gehabt haben. Sonst wäre er bei dem großen Druck, der in seiner politischen Karriere über lange Zeit auf ihm gelastet hat, und seiner jahrzehntelangen extrem starken Raucherei nicht so lange so fit und gesund geblieben. Der Mann wurde immerhin 96 Jahre alt, obwohl er selbst da, wo es verboten war, immer eine qualmende Zigarette im Mundwinkel hatte.

Das schadet der Leber

> Alkohol
> Stress
> zu wenig Bewegung
> Medikamente
> künstliche Zusatzstoffe in Lebensmitteln und Getränken
> Geschmacksverstärker
> künstliche Süßungsmittel wie zum Beispiel Aspartam
> Schwermetalle und andere Umweltgifte
  (siehe Kapitel »Umweltgifte«)
> Kunststoffe
> Fast Food
> industriell hergestellter Zucker wie zum Beispiel in Sofdrinks
  und Süßigkeiten
> Transfettsäuren wie in Margarine und Fertigprodukten enthalten
> industriell hergestellte Fleischprodukte und konventionell
  erzeugtes Fleisch (enthält Antibiotika, Wachstumshormone
  usw.)
> konventionell erzeugtes Obst und Gemüse (Spritzmittel und
  Pestizide belasten die Leber)
> Milchprodukte (weil sie voll von Wachstumshormonen und
  anderen unschönen Substanzen sind)

Das tut der Leber gut

Am besten ist es, wenn Sie Ihr Leberschutzprogramm in den Alltag einbauen. Das fängt schon beim Essen an. Frische Lebensmittel sind dabei unabdingbar und die eigentliche Grundlage, wenn Sie möchten, dass Ihr Entgiftungsorgan gesund und leistungsfähig bleibt. Daher sollten folgende Leckereien jeden Tag auf Ihrem Teller beziehungsweise in Ihrer Tasse oder Ihrem Glas landen:

> ❭ viel frisches Biogemüse, zum Beispiel Artischocken, Spinat, Brokkoli, Bärlauch, Kohlsorten, Zwiebeln
> ❭ frische Kräuter: Fenchel, Anis, Kümmel, Zimt, Rosmarin, Thymian und Ingwer
> ❭ frisches Bio-Obst, wie zum Beispiel alle Beerensorten, Äpfel und Orangen
> ❭ biozertifiziertes Fleisch, da die Leber dringend Eiweiß zur Regeneration braucht (Veganer/Vegetarier können auch auf Hülsenfrüchte und deren Proteine zurückgreifen)
> ❭ Leinsamen, da sie essenzielle Fettsäuren und Stoffe enthalten, die den Östrogenhaushalt regulieren, was wiederum Wasseransammlungen vermeidet. Dadurch können Gifte besser ausgeschieden werden.
> ❭ gefiltertes Wasser (Infos zu Wasserfiltern finden Sie im Anhang unter Bezugsquellen)
> ❭ grüner Tee und Ingwertee

Mariendistel

Zusätzlich kann man Tropfen aus der Mariendistel (zum Beispiel »Carduus marianus« von Ceres) vor jedem Essen einnehmen. Fünf Tropfen reichen völlig aus. Mariendistel ist *die* Pflanze, die seit Jahrhunderten bei Leberleiden eingesetzt wird. Sie unterstützt die eigene Entgiftung des Organs und seine Regeneration. Zudem sind Artischocken, entweder als Gemüse, in Saft- oder Tablettenform, wegen ihrer Bitterstoffe extrem wertvoll.

Vitamine und Aminosäuren

Um optimal funktionieren zu können, braucht die Leber ausreichend Vitamine, Mineralien und Spurenelemente, aber vor allem Aminosäuren und B-Vitamine. Lassen Sie im Zweifel bei Ihrem Arzt im Blut testen, ob Sie von beidem genügend haben. Zur Unterstützung einer Leberentgiftung kann man sich auch Infusionen geben lassen, die beides enthalten. Die Nährstoffe umgehen dadurch den Darm und gelangen direkt in die Blutbahn. Von dort aus können sie umgehend an die Stelle transportiert werden, wo sie benötigt werden. Die Leberinfusionen enthalten auch immer Taurin. Mehr über den schwefelhaltigen Stoff erfahren Sie im Kapitel »Umweltgifte«.

Leberspritzen

Wer ein bisschen mutiger ist und schon spürt oder beim Arzt schwarz auf weiß den Beleg dafür bekommen hat, dass es seiner Leber nicht ganz so gut geht, kann sich seine täglichen Infusionen auch zu Hause geben. »hepa loges N«-Ampullen von Dr. Loges kann man in der

Apotheke ohne Rezept bekommen. Sie enthalten die homöopathischen Substanzen Taraxacum D4, Quassia amara D6, Lycopodium D4, Myrica cerifera D4 und Chelidonium D8.

Mit einer dünnen Spritze gibt man sich das Lebermittel direkt in eine Bauchfalte. Das kostet ein wenig Überwindung, allerdings nur am Anfang. Einfach beherzt ein bisschen Haut samt Unterfettgewebe (falls vorhanden) zusammendrücken und rein damit. Das tut nicht wirklich weh und ist eine gute und einfache Maßnahme.

Leberreinigung

Die Königsdisziplin in der Lebertherapie und gleichzeitig die größte Entlastung ist die Leber- und Gallenreinigung. Sie ist einfach durchzuführen, extrem günstig und sehr, sehr effektiv. Man beginnt eine Woche vor der eigentlichen Reinigung damit, tierische Eiweiße vom Speiseplan zu streichen, sprich Fleisch, Fisch, Milchprodukte und Eier. Pflanzliches Eiweiß ist kein Problem. Am Tag, an dem Sie die Leber- und Gallenreinigung durchführen möchten, sollten Sie kein Fett und kein Eiweiß mehr zu sich nehmen und ab 14 Uhr nichts mehr essen. Wasser trinken ist noch erlaubt.

Um 18 Uhr trinken Sie ein Glas Wasser mit 25 Gramm Bittersalz. Das wiederholen Sie um 20 Uhr. Etwa zwei Stunden später machen Sie sich »bettfertig«. Pressen Sie ein bis zwei Grapefruits aus. Sie brauchen 180 Milliliter Saft davon, die Sie mit 125 Milliliter nativem Olivenöl mischen. Setzen Sie sich auf die Bettkannte und trinken Sie die Mischung (die übrigens gar nicht so schlecht schmeckt) auf einmal aus. Nun müssen Sie sich nur noch eine Wärmflasche auf die Leber packen und so ruhig wie möglich liegen bleiben. Die meisten schlafen sofort ein.

Am nächsten Morgen gegen sechs und gegen acht Uhr nehmen Sie noch einmal die Bittersalzmischung – und dann verbringt man meist den Vormittag auf der Toilette. Ab elf Uhr kann man ein leichtes Frühstück zu sich nehmen. Den Tag sollte man, je nach Befinden, ruhig zu Hause verbringen.

Durch die sauer-fettige Grapefruit-Öl-Mischung werden die verstopften Gallengänge sauber geputzt. Sie werden in der Toilette unzählige Steinchen und eine Art Grieß finden. Das alles kommt aus der Leber. Der Heilpraktiker Andreas Moritz hat ein großartiges Buch zum Thema mit dem Titel *Die wundersame Leber- und Gallenblasenreinigung* geschrieben. Darin erfährt man nicht nur den genauen Ablauf der genannten Therapie, sondern auch alles rund um das betreffende Organ.

Wenn Sie den Begriff Leberreinigung bei Google eingeben, finden Sie unzählige Artikel, die erklären, warum das alles totaler Quatsch und sogar gesundheitsschädlich sein soll. Ich habe mit vielen Ärzten und Heilpraktikern gesprochen, die diese Reinigung regelmäßig an sich selbst durchführen und sie ihren Patienten empfehlen. Mit sehr guten Ergebnissen. Man muss allerdings dazu sagen, dass *eine* Leberreinigung nicht viel bringt. Im Abstand von sechs bis acht Wochen sollte man die Maßnahme wiederholen, und zwar so lange, bis man keine Steinchen oder Grieß mehr in der Toilettenschüssel vorfindet. Das können beim einen vier, beim anderen zehn oder sogar mehr Reinigungen sein. Allerdings fühlt man sich von Mal zu Mal besser, die Energie kehrt zurück, man schläft tiefer und wacht erholter auf – und plötzlich purzeln auch die Pfunde.

Leberwickel

Für die meisten ist es wahrscheinlich einfacher, sich regelmäßig einen Leberwickel zu gönnen. Das haben schon unsere Mütter und Großmütter gemacht – und er wirkt bis heute. Dafür wickeln Sie eine volle, heiße Wärmflasche in ein feuchtes Tuch und legen das ganze Paket auf die Stelle, an der sich Ihre Leber befindet, nämlich unter den rechten Rippenbogen. Jetzt legen Sie sich gemütlich hin, packen sich schön ein und lassen den Wickel Gutes tun. Wahrscheinlich werden Sie umgehend einnicken, denn die Wärme ist herrlich entspannend. Sie regt aber auch die Durchblutung des Organs an, die Leber kann dadurch besser arbeiten, der Stoffwechsel wird gepusht und die Entgiftung gefördert.

Stress bekämpfen

Vor allem aber ist es wichtig, dass Sie nicht durchs Leben hetzen. Stress ist Gift für Ihre Leber. Meditation, Spaziergänge, ein gutes Buch lesen – alles, was Ihnen guttut, ist auch für Ihren Körper eine Wohltat. Und für Ihre Leber erst recht.

ZUSAMMENFASSUNG:

> Die Leber ist mit bis zu zwei Kilogramm die größte Drüse im menschlichen Körper.
> Sie ist unser Entgiftungsorgan Nummer eins und maßgeblich am Stoffwechsel und damit an Zu- beziehungsweise Abnahme des Körpergewichts beteiligt.
> Sie kann eine Überbelastung relativ lange abfedern, ohne dass man Schmerzen oder andere Beschwerden bemerkt.
> Bleierne Müdigkeit, Appetitlosigkeit, Verdauungsbeschwerden und Gewichtszunahme sind hingegen sichere Zeichen, dass etwas mit der Leber nicht stimmt.
> Stress, Medikamente, künstliche Zusatzstoffe, Umweltgifte, viel

Die Leber

Alkohol und fettes oder zuckerhaltiges, nährstoffarmes Essen schaden der Leber.

> Das tut ihr gut: Bewegung, emotionaler Ausgleich, viel Wasser trinken, gesunde, natürliche Nahrung mit viel Gemüse und Ballaststoffen, Mariendistelpräparate, Artischocken (Tabletten), Fasten und Leberreinigungen.

Der Darm

»Der Tod lauert im Darm«, wusste schon Hippokrates (460–370 v. Chr.), der berühmteste Arzt des Altertums. Das war vor über 2000 Jahren. Und heute ist dieses Zitat wahrer denn je. Denn eigentlich kenne ich niemanden, der *keine* Probleme mit der Verdauung hat. Das können Verstopfung, Durchfall, Unverträglichkeiten, Allergien, Hautprobleme und vieles andere mehr sein. Und es liegt natürlich an der falschen Ernährung, an zu wenig Bewegung, Missbrauch von Medikamenten und anderen Dingen.

Die meisten von uns schenken diesem Organ viel zu wenig Aufmerksamkeit, weil wir anerzogen bekommen haben, dass es ekelig ist, unrein und schmutzig. Dabei ist der Darm nicht nur ein für uns überlebensnotwendiges Multitalent, sondern dabei auch noch wahnsinnig spannend und faszinierend in dem, was er leistet. Außerdem ist er maßgeblich daran beteiligt, ob wir zu- oder abnehmen.

Würde man die komplette Darmschleimhaut eines Menschen ausbreiten, wäre sie 200 Quadratmeter groß. Das ist in etwa das Ausmaß eines Tennisplatzes! Auf dieser Fläche siedeln 100 Billionen Mikroorganismen, die die Grenze zwischen unserem Körper und der Außenwelt darstellen. Denn medizinisch gesehen ist erst das, was es durch die Darmschleimhaut in die Blutbahn geschafft hat, *innerhalb* unseres Körpers. Die Aufgabe der Darmflora ist es nicht nur, unsere Nahrung zu verdauen und ihr die Nährstoffe zu entziehen, sondern auch, uns vor Krankheiten zu schützen.

Im Idealfall (und der ist leider bei den meisten von uns nicht mehr gegeben) leben 400 bis 1000 Arten von unterschiedlichsten Bakterien in unserem Darm in friedlicher Koexistenz nebeneinander her und sorgen dafür, dass wir uns pudelwohl fühlen. Jede Bakterienart hat dabei ihre ganz bestimmte Aufgabe. Ihre Hauptaufgabe ist es jedoch, Stoffe umzuwandeln, sodass sie für unseren Körper nutzbar sind. Ballaststoffe zum Beispiel können von den Bakterien in Fettsäuren umgewandelt werden, die uns dann als Energie zur Verfügung stehen.

Kommt es zu einer Störung, wie zum Beispiel einer Infektion, zu viel Stress oder am allerschlimmsten der Einnahme von Antibiotika und anderen darmschädigenden Medikamenten, gerät das ganze fragile System aus dem Gleichgewicht. Im dramatischsten Fall gewinnen dann einige Bakterien die Überhand und verdrängen andere, die wichtig für unsere Verdauung sind. Das nennt man dann eine Darmdysbiose.

Auch wenn Sie das nicht glauben: Sie spüren es, wenn auf den 200 Quadratmetern Schleimhaut Ihres Darms etwas schiefläuft. Das kann sich in Form von einer Verstopfung zeigen, aber auch Durchfall, Krämpfe, Aufgeblähtsein und Bauchschmerzen sind typische Symptome. Doch meistens beschränken sich die Symptome nicht nur auf den Bauchbereich.

Viele Hautprobleme wie Ausschläge, Ekzeme, plötzlich auftretende Unreinheiten, zum Beispiel im Gesicht und am Rücken, extrem trockene Stellen, Jucken oder Missempfinden können ihre Ursache im Darm haben. Auch Pilze auf der Haut oder an den Nägeln gehören dazu. Viele behandeln solche Symptome jahrelang mit teuren Mittelchen. Dabei würde eine Darmsanierung das Problem langfristig und kostengünstiger lösen.

Wenn Sie also Veränderungen an Ihrer äußeren Schutzhülle feststellen, dann lassen Sie auch Ihren Darm checken, am besten mithilfe eines Stuhltests beim Arzt oder Heilpraktiker. Nach einigen Tagen schickt Ihnen das Labor das Ergebnis, und Sie wissen, was im Inneren Ihres Körpers nicht stimmt.

»Falsche« Bakterien

Unser Darm ist der Sitz des Immunsystems, zumindest zu einem großen Teil. Und er hat eine Art eigenes Gehirn. Das ist kein Scherz! Amerikanische Neurowissenschaftler haben bestätigt, dass das Verdauungsorgan mehr Neuronen (Nervenzellen) enthält als unser Rückenmark. Die Nervenzellen umspannen ihn wie ein dünnes Netz. Dieses »zweite Gehirn« oder auch »Bauchgefühl« ist nahezu ein baugleiches Abbild des Gehirns in unserem Kopf, denn Rezeptoren, Zelltypen und Wirkstoffe sind identisch. Der Darm ist also nicht nur zur Verdauung der Nahrung da, sondern beeinflusst auch unsere Psyche, Stimmung, Laune und Gemütslage deutlich.

Das bedeutet im Umkehrschluss, dass eine gesunde Darmflora uns entspannt und ausgeglichen sein lässt. Wohingegen ein Überwuchern der falschen Bakterienstämme Katastrophen anrichten kann. Hier ein Bespiel: Clostridien – das sind Bakterien – »ernähren« sich bevorzugt von (tierischen) Eiweißen und Fetten. Wenn es davon zu viele im Darm gibt, bekommt man tatsächlich Heißhunger auf genau solche Lebensmittel wie Fleisch, Käse, Wurst, Sahne. Hauptsache fettig und voll tierischem Eiweiß. Das Ganze geht oft mit maßlosem Durst einher. Die aufgenommene Flüssigkeit wird im Körper gespeichert, da viele dieser Bakterien mit ihren eigenen Stoffwechselabfällen Toxine ausstoßen, die der Körper versucht zu verdünnen, um sie unschädlicher einlagern zu können. Das kann zu einer Gewichtszunahme von bis zu zwei Kilogramm pro Tag führen!

Andere Bakterien leben wiederum von Zucker und Kohlenhydraten und bringen einen dazu, genau diese Stoffe zu sich zu nehmen, und zwar sehr viel davon. Es leuchtet ein, dass solch ein Verhalten nicht gesund sein kann. Denn einerseits füttert man den Auslöser der Fressattacken, was dessen Anzahl im Darm nur noch ansteigen lässt, und andererseits nimmt man dadurch natürlich ungewollt zu.

Sobald Sie solch ein Verhalten an sich bemerken – und auch noch zunehmen –, sollten Sie einen Stuhltest machen. Denn in der Therapie gegen diese »bösen« Bakterien gibt es mehrere Wege, um zu einer schnellen Besserung zu gelangen. Denn Sie werden unter diesen Gesellen nicht nur körperlich, sondern auch seelisch leiden. Als Erstes macht es Sinn, für einige Zeit die Lebensmittel zu meiden, von denen sich Ihre Übeltäter ernähren. Nicht für immer. Aber für die ersten Tage bis Wochen auf jeden Fall.

Ist der Befall zu stark, muss Ihr Arzt eventuell mit Antibiotika gegen ganz bestimmte Bakterienstämme ankämpfen. Doch das sollte immer die letzte Wahl sein, weil die Einnahme von (zu viel) Antibiotika gerade im Darm viel Schaden anrichtet und meist sogar der Auslöser für eine Überwucherung mit Bakterien ist. Aber es gibt auch Fälle, in denen es einfach nicht anders geht.

Ein sanfteres Mittel gegen die oben beschriebenen Clostridien ist zum Beispiel ein Öl, das die Licht-Apotheke in Eckernförde auf Bestellung herstellt. Es enthält unter anderem Teebaum-, Thymian-, Koriandersamen-, Eukalyptus- und einige andere ätherische Öle. Es riecht und schmeckt zugegebenermaßen wirklich nicht gut, aber es wirkt. Drei Mal am Tag 15 Tropfen in einem Glas Wasser eingerührt trinken, und man merkt extrem schnell eine Besserung. Und so gibt es noch viele andere natürliche Mittel, die oft langfristig besser helfen, als mit der Chemiekeule für einen kurzfristigen Erfolg draufzuhauen.

Der großartige Dr. Jörn Reckel aus Ahrensburg in Schleswig-Holstein ist ein unermüdlicher Fachmann, wenn es um den Darm und

»Falsche« Bakterien

seine Gesunderhaltung und Wiederherstellung geht. Er sagte mir einmal: »In der Therapie geht es oft einen Schritt nach vorne und zwei wieder zurück. Man muss nur geduldig sein und dranbleiben. Hartnäckigkeit zahlt sich hier immer aus.« Deshalb kann ich Ihnen nur raten, nicht den Kopf hängen zu lassen, wenn die Beschwerden nach der ersten Besserung wieder schlimmer werden und die Waage wieder nach oben ausschlägt. Manche Dinge im Leben brauchen eben Zeit. Und Ihre Darmflora ist auch nicht von heute auf morgen in die Knie gegangen. Ein bisschen Zeit müssen Sie ihr schon lassen, um wieder ins Gleichgewicht zurückzukommen.

BAKTERIEN, DIE DICK MACHEN

Es gibt immer mehr Studien, die belegen, dass es einen Zusammenhang zwischen dem Körpergewicht und der individuellen Darmflora jedes einzelnen Menschen gibt. Die beiden im Darm vorherrschenden Bakteriengruppen sind mit über 90 Prozent die Bacteroidetes und die Firmicutes.

Wissenschaftler konnten in den letzten Jahren nachweisen, dass das Verhältnis der beiden Stämme im Stuhl mit dem Gewicht der betreffenden Person korreliert. Das heißt: Je geringer der Anteil der Firmicutes- und je höher die Anzahl der Bacteroidetes-Bakterien, desto schlanker ist der Mensch, in dessen Darm sie leben. Und umgekehrt.

Die Erklärung: Firmicutes stellen dem Menschen, ihrem Wirt sozusagen, durch den Abbau langkettiger Kohlenhydrate (Ballaststoffe) und weiterer noch nicht verdauter Nahrungsbestandteile kurzkettige Kohlenhydrate und Fettsäuren und damit zusätzliche Kalorien zur Verfügung. In Untersuchungen an Tieren wurde nachgewiesen, dass die Lebewesen mit einem höheren Firmicutes-Anteil im Darm acht bis zehn Prozent mehr Energie aus der Nahrung ziehen können. Sie sind einfach bessere Futterverwerter, was sich natürlich auf der Waage deutlich bemerkbar macht. Überträgt man diese Tests auf den Menschen, so bedeutet dies eine zusätzliche Kalorienzufuhr pro Tag von circa 200 bis 250 Kilokalorien und damit eine mögliche Gewichtszunahme von jährlich bis zu zehn Kilogramm. Und das praktisch ohne eigenes, bewusstes Zutun!

Das Verhältnis der beiden Bakterienarten kann man mithilfe eines Stuhltests im Labor überprüfen lassen. Der Preis liegt bei etwa 65 Euro. Sollte es in Ihrem Darm einen Firmicutes-Überschuss geben, können Sie Ihre Ernährung umstellen: Die Anzahl der Bacteroidetes-Bakterien stieg in den Studien kontinuierlich an, sobald fett- und/oder kohlenhydratreduziert gegessen wurde. Gleichzeitig sanken das Körpergewicht und die Menge der nachgewiesenen Firmicutes. Zusätzlich können Sie Probiotika einnehmen. Hochdosierte, stoffwechselaktive Milchsäurebildner, wie zum Beispiel »proBiotik pur«, steigern den ph-Wert im Darm und unterstützen damit die Produktion der »guten« Bacteroidetes-Arten.

Ich hatte ja eingangs schon erwähnt, dass in unserem Körper alles miteinander zusammenhängt. Hier haben wir ein gutes Beispiel: Funktioniert der Darm nicht richtig, leidet die Leber und andersherum. Kippt die Darmflora, stresst das auf Dauer die Nebennieren. Hat man zum Beispiel eine Schilddrüsenunterfunktion, wie im vorhergehenden Kapitel beschrieben, funktioniert auch meist die Verdauung gar nicht oder nur schlecht. Die Passage der Nahrung durch den Magen und Darm dauert länger als normalerweise. Das erhöht das Risiko und die Wahrscheinlichkeit für Infektionen durch Hefen, Pilze und unerwünschte Bakterien. Daraus resultiert oft eine Entzündung im Darm, wodurch wiederum Nährstoffe schlechter aufgenommen werden können und mitunter auch Nahrungsmittelallergien entstehen.

Zudem gilt eine gestörte Verdauung mittlerweile mit zu den Hauptursachen für Autoimmunerkrankungen wie Hashimoto Thyreoiditis. Leidet man unter einer chronischen Verstopfung – bitte nicht zu

Abführmitteln greifen, sondern die Ursache beheben! –, kann der Körper unter anderem auch Hormone nicht in dem Ausmaß abtransportieren, wie es dringend nötig wäre. Ein Zuviel an Östrogen kann verheerende Auswirkungen (auch auf das Gewicht) haben und zum Beispiel die Schilddrüsentätigkeit ausbremsen.

Candida

Candida albicans ist ein Pilz der Candidagruppe, die den Hefepilzen zugeordnet werden. Er ist beim Menschen vor allem auf den Schleimhäuten von Mund und Rachen, im Genitalbereich sowie im Verdauungstrakt zu finden. Er kann bei etwa 75 Prozent der Bevölkerung nachgewiesen werden, verursacht aber nicht immer Beschwerden. Nimmt die Anzahl der Candidapilze im Darm allerdings überhand, spürt man das sehr deutlich. Und zwar mit folgenden Symptomen:

> Kopfschmerzen
> Schlafstörungen
> Übelkeit
> Allergien
> Depressionen
> Müdigkeit
> Infektanfälligkeit
> Rückenschmerzen
> Gliederschmerzen

Vor allem aber nimmt man durch den Candidapilz zu beziehungsweise es wird praktisch unmöglich abzunehmen. Das hat zwei Gründe: Erstens scheidet dieser Pilz Stoffwechselabfallprodukte aus, die unser Körper dringend neutralisieren möchte. Das macht er, indem er das Gift mit Wasser verdünnt, bevor er es irgendwo einlagert (zwischen den

Organen, in unseren Beinen, an den Oberschenkeln, rund um den Bauch …). Und diese Wassereinlagerungen lassen uns an Gewicht und Umfang zunehmen.

Der zweite Grund: Candida ernährt sich von Zucker. Wer zu viel Candida im Darm hat, leidet so gut wie immer unter Heißhunger auf Süßes. Und das macht krank und dick. Vor allem füttert man so den Verursacher aller Beschwerden jeden Tag aufs Neue. Deshalb ist die erste Amtshandlung nach der Diagnose, den Zucker wegzulassen. Das bedeutet, dass man für einen längeren Zeitraum weder Süßigkeiten noch Obst noch sonstige zuckerhaltige Speisen und Getränke zu sich nehmen darf. Und man muss wirklich streng mit sich sein. Die kleinen, bösen Dinger kommen nach der ersten, schnellen Besserung sofort wieder zurück, sobald man auch nur ein kleines bisschen sündigt.

Ärzte verschreiben bei einer Candidaüberbelastung gern das Arzneimittel Nystatin (als Tabletten oder Spray für den Mund). Ehrlich gesagt, würde ich die Finger davon lassen. Auf lange Sicht bringt das Zeug wenig, und es belastet im Gegenzug extrem die Leber. Es gibt jede Menge natürliche Mittel gegen die Unheilbringer. Am effektivsten ist es allerdings, wenn Sie Ihren Körper vom Quecksilber befreien. Denn eine Candidapilzinfektion hängt fast zu 100 Prozent mit einer Quecksilbervergiftung zusammen.

Karen liebte Fisch. Während eines Sizilienurlaubs aß sie drei Wochen lang jeden Tag Meeresfrüchte und anderes Getier aus dem Mittelmeer. Nachdem sie wieder zu Hause war, fing sie an, sich unwohl zu fühlen. Sie hatte immer öfter Kopfschmerzen, fühlte sich müde und schlapp und hatte ungewöhnliche Lust auf Süßes, was seltsam war, da sie sich sonst eigentlich nichts aus Kuchen & Co. machte. Dass sie zugenommen hatte, spürte sie zuerst daran, dass ihre Hosen zu eng wurden. Nach einigen Wochen ging sie zu einem Arzt, der aber nichts feststellen konnte. Eine befreundete Heilpraktikerin riet ihr, sich auf Candida albicans testen zu lassen. Und siehe da: Volltreffer!

Da der Fisch, den sie im Urlaub in ungewohnt großen Mengen zu sich genommen hatte, extrem mit Quecksilber belastet war, hatte sie sich förmlich selbst damit vergiftet. Zuerst strich Karen rigoros alles, was auch nur im Entferntesten Zucker enthielt, von ihrem Speisezettel, genauso wie die Auslöser des Dramas: Scampis, Muscheln, Fisch. Ihre Heilpraktikerin machte mit ihr eine Schwermetallausleitung per Infusionen. Jede Woche ging sie zwei Mal in die Praxis, und nach und nach ging es wieder bergauf. Und wie von selbst verschwanden mit der Zeit auch die Kilos, die durch die Pilzinfektion und die Quecksilberbelastung aufgetaucht waren.

Parasiten

Okay, ich gebe zu, das hört sich nicht gerade lecker an. Aber wir müssen der Realität ins Auge sehen: Wir alle tragen lebendige Mitbewohner in uns, von denen wir nichts wissen und die eigentlich nicht da hingehören. Dass Urlauber aus fernen, exotischen Regionen dieser Welt Bandwürmer mitbringen, die ihnen dann das ganze Essen wegessen, hat man schon mal in der Zeitung gelesen. Die meisten Parasiten, um die es hier gehen soll, sind aber wesentlich kleiner und wesentlich weniger gefräßig, machen aber auch Probleme.

Parasiten, das sind Bakterien, Viren, sogenannte Protozoen oder Würmer, die nicht nur im Darm, sondern auch in der Lunge, der Leber, im Magen, der Speiseröhre, im Gehirn, im Blut, in der Haut und sogar in den Augen gefunden werden können. Studien gehen davon aus, dass bei 80 Prozent der Bevölkerung solche »Tierchen« irgendwo im Körper vorhanden sind. In den meisten Fällen allerdings, ohne dass man irgendetwas davon mitbekommt. Und trotzdem stuft die Weltgesundheitsorganisation WHO Parasiten als eine der sechstgefährlichsten Ursachen für menschliche Krankheiten ein. Denn Parasiten sind in der Lage, unsere Impulse zu kontrollieren. Sie leben von uns und beeinflussen uns Menschen dabei so, dass wir machen, was ihnen guttut. Zudem sind sie extrem anpassungsfähig und schwer zu entdecken. Die meisten Symptome, die von Parasiten verursacht werden, lassen auf andere Krankheiten schließen, sodass viele Betroffene sehr lange Zeit falsch behandelt werden, bevor ein Mediziner oder Heilpraktiker auf die Idee kommt, nach Parasiten als Auslöser für die Beschwerden zu suchen.

Die für uns interessantesten Parasiten sind die, die in unseren Verdauungstrakten hausen. Sie ziehen nämlich aus unserer Nahrung die Nährstoffe heraus. Übrig bleiben leere Kalorien. Dadurch erhält unser Körper das Signal, mehr Essen zu beschaffen, wir haben also ständig Hunger und essen viel mehr, als wir eigentlich kalorientechnisch bräuchten. Denn wir brauchen ja Vitamine, Mineralien, Proteine und so weiter, um unsere Körperfunktionen aufrechtzuerhalten. Durch die erhöhte Nahrungsaufnahme steigt das Gewicht, die Situation für unser System verbessert sich aber nicht. Im Gegenteil. Es entstehen immer mehr Entzündungen, die den Körper und damit uns selbst stressen.

Um eine Verbesserung herbeizuführen, müssen die Parasiten aus dem Darm vertrieben werden. Das funktioniert am besten mit Tabletten, die über einige Tage eingenommen werden. Nach einer Pause wiederholt man die Prozedur, damit gesichert ist, dass auch wirklich alle Übeltäter erwischt wurden. Zudem sollte der Darm gereinigt werden, denn die Parasiten hinterlassen Gifte, die sonst weitere Probleme bereiten und eine zusätzliche Gewichtszunahme provozieren. Alles Weitere dazu lesen Sie im Kapitel »Umweltgifte«.

Wenn Sie Haustiere haben, ist es so gut wie sicher, dass Sie Parasiten in sich tragen. Sagen Sie das Ihrer medizinischen Vertrauensperson, wenn Sie Beschwerden haben, nicht abnehmen können und alle Versuche, diese Situation zu verbessern, bisher ins Leere gelaufen sind.

Histaminintoleranz

Haben Sie das Gefühl, dass es Ihnen nach dem Verzehr von Schokolade, Tomaten, Käse oder einem Glas Rotwein schlecht geht? Dann haben Sie wahrscheinlich eine Histaminintoleranz.

Histamin ist ein körpereigener Stoff, der vor allem bei Entzündungen und Allergien gebildet wird. Das ebenfalls körpereigene Enzym Diaminoxidase (kurz DAO) baut es auf natürliche Weise wieder ab. Eigentlich. Denn bei vielen von uns funktioniert dieses von der Natur eigentlich perfekt ausgeklügelte System nicht mehr richtig. Ist die Darmschleimhaut nicht intakt (sie ist der Hauptproduzent der Diaminoxidase), kann es Probleme geben. Wenn zu viel Histamin im Körper ist, weil dieser so auf Allergien reagiert, reicht die vorhandene Menge an natürlichem DAO nicht aus. Isst man dann auch noch histaminbildende oder -enthaltende Nahrungsmittel wie Erdbeeren, geräuchertes oder lange gelagertes Fleisch oder Fisch oder gereiften Käse, Oliven, Orangen, Essig oder nimmt entsprechende Medikamente zu sich, herrscht plötzlich ein Zustand von Panik im Körper – und das spüren Sie. Die Folgen:

> Schlafstörungen
> innere Unruhe
> Kopfschmerzen
> Schwindelgefühl
> Kreislaufbeschwerden
> Konzentrationsschwierigkeiten
> Juckreiz
> Unwohlsein
> Durchfall
> Erbrechen

> Migräneattacken
> Asthmaanfälle
> plötzlich auftretendes Herzklopfen und laufende Nase
> Flush (Rötung des Gesichts)
> Muskelschwäche
> Wassereinlagerungen
> Gewichtszunahme

Es gibt leider immer noch zu viele Ärzte, die eine Histaminintoleranz nicht anerkennen. Aber es gibt sie, auch wenn die Tests noch immer nicht hundertprozentig aussagekräftig sind. Was man sicher prüfen kann, ist, ob Ihr Körper genügend vom Abbauenzym Diaminoxidase bildet. Wenn Sie für sich selbst ausprobieren möchten, ob Sie Probleme mit Histamin haben, meiden Sie einfach mal die entsprechenden Lebensmittel ein, zwei Tage. Im Internet gibt es ausführliche Listen dazu. Wenn es Ihnen dadurch schlagartig besser geht und Ihre Symptome verschwinden, der Körper plötzlich lang gehaltenes Wasser loslässt und Sie abnehmen, haben Sie den Beleg.

Dann gilt es herauszufinden, was die Ursache ist. Das fehlende DAO kann man mithilfe von Tabletten ersetzen (»Daosin«, mit 49 Euro pro 60 Stück leider extrem teuer). Das sind auch die kleinen Notfallretter, die Sie immer dabeihaben sollten, vor allem wenn Sie außer Haus essen, wie zum Beispiel im Restaurant oder bei Freunden. Da kann man nie zu 100 Prozent sicher sein, dass nicht doch irgendetwas auf dem Teller liegt, das später große Probleme bereiten kann.

Lassen Sie testen, ob ein Leaky Gut (»durchlässiger Darm«, siehe weiter unten) vorliegt oder eine Fehlbesiedlung des Darms. Die Stoffwechselprodukte, die manche Bakterien in unserem Darm abgeben, können auch eine Histaminintoleranz auslösen.

Auf jeden Fall muss eine Ursache gefunden werden, sonst haben Sie Ihr Leben lang mit diesen nicht unerheblichen und lebenseinschränkenden Symptomen zu tun und können irgendwann kaum noch etwas essen.

Magensäure

Immer mehr Menschen nehmen heutzutage sogenannte Protonenpumpenhemmer (wie zum Beispiel »Omeprazol« oder »Omep akut«). Diese Medikamente unterbinden die Produktion der Magensäure. Dabei ist sie ein wichtiger Bestandteil der Verdauungskette, die im Mund mit dem Kauen der Nahrung und den Enzymen in unserem Speichel beginnt und beim Aufs-Klo-Gehen endet. Dazu kommt, dass die meisten von uns heutzutage eher zu wenig als zu viel Magensäure haben und dadurch Probleme, Eiweiße aufzuspalten. Der Speisebrei wandert so unverdaut weiter in den Darm, gärt und wird faulig. Weil er nicht sauer genug ist, wird die Gallenblase nicht angeregt, genügend Gallensekret abzugeben, was eine optimale Verdauung (auch von Fetten) unmöglich macht.

So kann der Körper die dringend benötigten Fettmoleküle aber nicht aufnehmen. Die Gallenblase wird nach und nach träger, was zu einer schlechteren Entgiftung führt. Dadurch stauen sich in der Leber – unserem Entgiftungsorgan Nummer eins – angesammelte Toxine und Abfallprodukte, die eigentlich dringend aus unserem System entfernt werden müssten. Zudem verschlechtert sich die Aufnahme von Vitaminen und Mineralien im Dünndarm. Wir werden müde, nehmen an Gewicht zu und fühlen uns einfach unwohl. Die beste Lösung: Eine Leberreinigung, wie ich sie im vorhergehenden Kapitel beschrieben habe.

Die Folgen einer schwächelnden Verdauung wegen zu wenig Magensäure sind:

Der Darm

> Verdauungsstörungen (Blähungen, Völlegefühl, Durchfall, Verstopfung, Übelkeit)
> Sodbrennen und Reflux (was oft fälschlicherweise auf zu *viel* Magensäure geschoben wird)
> Probleme bei der Verdauung von eiweißreicher Nahrung wie Fleisch und Fisch
> Nahrungsmittelunverträglichkeiten und -allergien
> Zöliakie (Glutenunverträglichkeit)
> Dünndarmfehlbesiedlung
> Vitamin- und Eisenmangel
> Erschöpfung
> Hautprobleme aller Art
> Asthma
> Osteoporose

Warum der Körper zu wenig Magensäure bildet, kann viele Gründe haben. Im Alter nimmt die produzierte Menge einfach nach und nach ab. Veganer und auch Vegetarier haben oft das Problem, dass sie weniger Eiweiß zu sich nehmen als Fleischesser. Dadurch fehlt dem Körper das Signal, Magensäure zu bilden, und er verlernt es mit der Zeit. Der Keim Helicobacter pylori, den viele in sich tragen, ohne es zu merken, unterdrückt als Überlebensstrategie die Produktion der Magensäure seines Wirts, des Menschen. Dieser Keim kann leicht diagnostiziert werden.

Viele nehmen zum oder direkt nach dem Essen Basenpulver. Das ist eine Katastrophe, weil es die Magensäure neutralisiert und so die Verdauung unterbindet. Lassen Sie immer genügend Abstand zwischen der Einnahme dieser Mittel und Mahlzeiten.

Damit es aber gar nicht erst so weit kommt, kann man die Verdauung mit einfachen Maßnahmen unterstützen: Nehmen Sie eine halbe Stunde vor jeder Mahlzeit Bittertropfen ein (zum Beispiel »Amara Pascoe«, enthält unter anderem Zimtrinde, Enzianwurzel und Chinarinde). Das erhöht die Aktivität der Gallenblase und wurde schon von Hildegard von Bingen (1098–1179) empfohlen. Obwohl das fast 1000 Jahre her ist, hat das medizinische Wissen der Äbtissin aus dem Mittelalter bis heute Bestand.

Die bitteren Bestandteile wurden über die Jahre immer mehr aus unserer Nahrung herausgezüchtet. Dabei braucht unser Körper sie dringend. Viele mögen den Geschmack auch nicht, weil sie nicht mehr daran gewöhnt sind. Am besten wäre es, Lebensmittel mit diesen bitteren Anteilen in die Mahlzeiten einzubauen. Rucola, Chicorée, Radicchio, Endivien- und Friséesalat enthalten von Natur aus viele Bitterstoffe, genau wie Grapefruits und Ananas. Oder man trinkt vorm Essen ein Schnapsglas Wasser mit einem Schuss Apfelessig oder Zitronensaft. Auch das ist bitter und regt die Magensäureproduktion an. Allerdings ist das beim Essen im Restaurant eher unpraktisch.

Zusätzlich kann man Verdauungsenzyme in Kapselform zu sich nehmen. Die gibt es einmal zur Unterstützung der Verdauung von Fetten und Eiweißen und in anderer Form für Stärke, Ballaststoffe und Kohlenhydrate. Auch diese nimmt man kurz vor oder zur Mahlzeit direkt. Wenn Sie nach dem Essen über Völlegefühl klagen, probieren Sie diese Kapseln aus.

Wenn das nicht ausreicht, besteht auch die Möglichkeit, Magensäure direkt »einzunehmen«. Sie ist nichts anderes als Salzsäure (kurz HCl). Und diese gibt es frei verkäuflich auch in Kapselform, meist in Kombination mit Pepsin, dem Enzym, das wir zur Aufspaltung von Eiweißen brauchen. Steigern Sie die Dosierung langsam, bis Sie die gewünschte Wirkung merken, und nehmen Sie HCl immer nur direkt zur Mahlzeit! Der Körper schüttet ja auch keine Magensäure aus, wenn nichts zum Verdauen da ist. Sollten Sie regelmäßig Schmerzmittel oder Kortison einnehmen, halten Sie vor der Einnahme von HCl bitte Rücksprache mit Ihrem Arzt.

Leaky Gut

Es gibt unzählige Gründe, warum man einen Leaky Gut (»durchlässiger Darm« oder besser »durchlässige Darmschleimhaut«) bekommen kann. Und glauben Sie mir, viele von uns leiden schon unter dieser Erkrankung. Sie greift wie eine Epidemie in unserer Gesellschaft um sich, und nur die wenigsten wissen darum. Durch eine lang anhaltende Störung der Darmflora (durch falsche Ernährung, Stress, zu wenig Magensäure, Antibiotika oder andere Medikamente) kann die Darmschleimhaut durchlässig werden. Einzelne Zellen sterben dabei zum Beispiel durch Unterversorgung oder negative Einflüsse von außen ab, und die eigentlich durchgängige Schutzschicht unseres Darms wird unterbrochen.

Schuld daran können zum Beispiel Carrageene sein. Sie werden von der Lebensmittelindustrie gern als Verdickungs- und Geliermittel eingesetzt. Sie können auch als E407, Karragheen, Karrageen oder Fucelleran auf der Verpackung gekennzeichnet sein. Man findet sie in Dickmilchprodukten, pasteurisierter Sahne, Eis, Süßigkeiten, Ketchup, Saucen aller Art und Puddingpulver. Sie machen das Essen schön sämig und streichzart. Deshalb sind sie bei den Produzenten dieser Produkte auch so beliebt.

Carrageene schleifen allerdings auch die obere Schicht der Darmschleimhaut ab wie ein Rasenmäher. Da bleibt, isst man regelmäßig solche Lebensmittel, nichts mehr übrig, um die nötige Verdauungsarbeit zu leisten. Nach und nach entstehen Löcher in der Schicht, die uns eigentlich vor schädlichen Eindringlingen verteidigen soll, und wir sind ihnen schutzlos ausgeliefert. Was daraus folgt, ist eine Kaskade von Beschwerden, von denen einige auch wieder in einer Zunahme des Körpergewichts gipfeln.

Die Folgen sind unter anderem:

Leaky Gut

> Darmentzündungen
> Blähungen, Krämpfe, Durchfall oder Verstopfung und schlecht verdauter Stuhl
> Nahrungsmittelunverträglichkeiten
> Allergien aller Art
> Infektanfälligkeit
> Müdigkeit
> Nährstoff-, Vitamin-, Mineral- und Spurenelementemangel
> Entzündungen von Haut, Schleimhäuten oder Gelenken
> Migräne
> depressive Verstimmungen

Mithilfe eines Stuhltests kann man leicht herausfinden, wie intakt die Darmschleimhaut (noch) ist. Als Therapie empfiehlt sich eine Umstellung der Ernährung: Alles, was den Darm schädigt oder stresst, sollte weggelassen werden. Allen voran natürlich die Lebensmittel, gegen die man eine Unverträglichkeit entwickelt hat, sowie Stoffe wie die oben genannten Carregeene und andere Nahrungsmittelzusätze. Je natürlicher, desto besser, heißt die Devise. Weißmehl- und zuckerfrei sollte Ihr Essen sein, dafür umso mehr Gemüse und verträgliche Ballaststoffe enthalten.

Auch Heilfasten oder intermittierendes Fasten (eine Light-Version des Heilfastens, bei der jeden Tag normal gegessen wird, allerdings nur zu bestimmten Zeiten) unterstützt den Darm beim Wiederaufbau. Genau wie die Zugabe von Milchsäurebakterien mithilfe eines »Brottrunks« (schmeckt scheußlich, ist aber extrem wirkungsvoll) oder Sauerkraut. Diese schaffen das perfekte Milieu für die »guten« Darmbakterien.

Allerdings ist das alles keine Hauruckaktion. Es kann schon bis zu eineinhalb Jahren dauern, bis sich die Darmschleimhaut erholt und komplett neu aufgebaut hat. In dieser Zeit sollten Sie auf Ihren Körper achten und hören und mittels regelmäßiger Tests (Blut und Stuhl)

75

immer wieder den aktuellen Stand abfragen. Nach und nach können Sie dann auch wieder die gemiedenen, weil unverträglichen Lebensmittel in Ihren Speiseplan aufnehmen.

Was kann man dem Darm Gutes tun?

Der einfachste Weg, um seinem Darm etwas Gutes zu tun, ist, sich gut zu ernähren. Das bedeutet, alles wegzulassen, was mehr als drei Zutaten hat. Je natürlicher, desto besser. Kein Fast Food oder Fertiggerichte aus dem Supermarkt bestehend aus leeren Kalorien, chemischen Zusatzstoffen und künstlichen Vitaminen. Die Natur stellt uns solch ein Füllhorn an großartigen Lebensmitteln zur Verfügung, da kann man getrost auf diesen Mist verzichten. Außerdem kann Ihr Darm am besten die Nahrung verwerten, die die richtige für Sie ganz persönlich ist (mehr dazu im Kapitel »Ernährung«).

Außerdem tut es ihm gut, wenn Sie sich um Ihre Leber kümmern, wie im vorhergehenden Kapitel beschrieben. Regelmäßiges Fasten entlastet den Darm zusätzlich und hilft ihm, sich von angesammelten Altlasten zu befreien und wieder so zu funktionieren, wie er soll. Unterstützend wirken dabei Einläufe oder eine Colon-Hydro-Therapie. Die macht man bei einem Heilpraktiker oder einem Arzt, der das dafür nötige Gerät in seiner Praxis zur Verfügung hat. Die Colon-Hydro-Therapie (übersetzt Darm-Wasser-Therapie) ist eine unglaublich effektive Entgiftungsmethode und wird Sie nicht nur schlanker und fitter machen, sondern gefühlt auch um Jahre jünger.

Durch einen Schlauch wird dabei körperwarmes Wasser in den Darm geleitet, gleichzeitig läuft durch das gleiche Rohr das Wasser samt gelöstem Inhalt wieder ab. Der Therapeut massiert dabei den Bauch und unterstützt den Abtransport der gelösten Stoffe durch den

Was kann man dem Darm Gutes tun?

Wechsel von warmen und kalten Wassertemperaturen. Durch einen durchsichtigen Teil des Rohrs sieht man, was sich da nach und nach verabschiedet. Und das ist mal erschreckend, mal erstaunlich, aber immer extrem faszinierend. Denn oft hat man das, was gerade dabei ist, den eigenen Körper zu verlassen, vor Monaten oder gar Jahren das letzte Mal gegessen und so lange mit sich herumgeschleppt. Mir passierte das mal mit Chiasamen, die plötzlich fröhlich durch das Rohr gen Abfluss tanzten, obwohl sie es schon ein Jahr nicht mehr auf meinen Teller geschafft hatten.

Nach der ersten Sitzung, die etwa eine Stunde dauert, fühlt man sich vielleicht etwas schwindelig, aber man hat sofort rosige Wangen. Im Allgemeinen empfiehlt es sich zu Anfang, regelmäßig zur Colon-Hydro-Therapie zu gehen, einmal pro Woche, etwa zehn Mal hintereinander. Das entlastet das ganze System und macht eine Ernährungsumstellung leichter, Sie werden sich vitaler und frischer fühlen, besser schlafen und mit Sicherheit abnehmen. Denn die Altlasten in Ihrer Bauchgegend, die Sie Jahre beziehungsweise Jahrzehnte mit sich rumgetragen haben, sind dann verschwunden. Außerdem wird sich Ihre Laune verbessern. Denn mit den alten Schlacken lösen sich auch emotionale Blockaden.

Zu guter Letzt: Versuchen Sie, Stress zu vermeiden! Dass der Darm sein eigenes Gehirn hat, haben Sie ja schon erfahren. Das reagiert auf Druck genauso wie unser Kopf. Je entspannter Sie sind, desto besser geht es auch dem Rest Ihres Körpers und damit auch Ihrem Darm.

Der Darm

ZUSAMMENFASSUNG:

> Der Darm ist der Sitz eines Großteils unseres Immunsystems, und seine Gesundheit ist in hohem Maße verantwortlich dafür, wie es uns Menschen geht.

> Parasiten, Pilzinfektionen, eine löchrige Darmschleimhaut, zu wenig Magensäure und eine Histaminintoleranz können uns das Leben zur Hölle machen. Sie sorgen dafür, dass wir unweigerlich zunehmen beziehungsweise trotz großer Anstrengungen nicht abnehmen können.

> Chemische Zusätze in Lebensmitteln, viele Medikamente und die falsche Ernährung zerstören die Darmschleimhaut – unseren Schutzwall vor gefährlichen Eindringlingen.

> Fasten, gesunde Ernährung, Darmreinigungen und Stressvermeidung sind Maßnahmen, die dafür sorgen, dass sich ein kranker Darm wieder regenerieren kann.

> Besonders wirkungsvoll ist eine Colon-Hydro-Therapie, bei der über mehrere Sitzungen alte Schlacken, die man meist über Jahre mit sich herumträgt, gelöst und aus dem Körper geschleust werden.

Die Nebennieren

Tanja ist Ehefrau, Mutter zweier kleiner Mädchen, und sie arbeitet dazu noch halbtags in einer Zahnarztpraxis. Schon seit Längerem merkt sie, dass ihre Energie nachlässt. Sie ist schneller gereizt, schläft schlecht, hat permanent Fressattacken und nimmt leichter zu. Gleichzeitig ist sie tagsüber erschöpft. Manchmal hat sie sogar das Gefühl, fast ohnmächtig zu werden. Am Morgen kommt sie ohne Kaffee kaum in die Gänge. Mithilfe von Cola, Energiedrinks und noch mehr Kaffee schleppt sie sich durch den Tag. Ihren Heißhunger auf Süßes stillt sie mit Schokoriegeln, Kuchen, Gummibärchen – alles, was schnell griffbereit ist. Kurzfristig scheint es ihr damit besser zu gehen, doch wenig später fällt sie wieder in ein noch tieferes Loch.

Nach einem Streit mit ihrem Mann, der ihr vorwirft zu übertreiben, macht sie einen Termin bei ihrem Hausarzt. Der jedoch meint, sie sei einfach nur ein bisschen gestresst, und stellt ihr ein Rezept für Antidepressiva aus. Und er gibt ihr den Tipp, ab und zu mal was für sich zu tun. Niedergeschlagen verlässt Tanja die Praxis. Die Tabletten möchte sie auf keinen Fall nehmen. Einige Wochen geht sie auf Anraten einer Freundin zu einer Heilpraktikerin. Die hört sich ihre Geschichte an, macht ein großes Blutbild und lässt Tanja einen Tag lang in kleine Plastikröhrchen spucken. Aus dem gesammelten Speichel wird ein Tagesprofil von Cortisol, DHEA, Adrenalin, Dopamin, Noradrenalin und Serotonin erstellt. Eine Woche später ist das Ergebnis da: Tanja leidet unter extremem Cortisolmangel. Deshalb kommt sie den ganzen Tag nicht in die Gänge. DHEA, unser Jugendlichkeitshormon, ist ebenfalls sehr niedrig. Nun soll sie auf-

Die Nebennieren

*putschende Getränke und Zucker in jeglicher Form komplett meiden. Ihre
Vitalstoff- und Mineralmängel werden langsam aufgefüllt. Sie hält sich an
feste Schlafenszeiten und nimmt zusätzlich Tabletten aus gefriergetrockne-
ten Kälbernebennieren, die außer Hormonen alle wichtigen Stoffe auch
für die menschlichen Nebennieren enthalten.*

*Schon nach einigen Tagen spürt sie, wie es langsam bergauf geht: Die
bleierne Müdigkeit lässt nach. Der Heißhunger auf Süßigkeiten verschwindet, und sie fühlt sich nach und nach belastungsfähiger, fröhlicher
und fitter.*

Viele Menschen leiden heutzutage unter permanenter Erschöpfung.
Immer wieder fällt dann der Begriff »Burn-out«. Es scheint fast schon
eine Modekrankheit geworden zu sein. Und für manche ist es vielleicht sogar eine Art Auszeichnung, weil es anderen signalisiert, dass
man praktisch immer arbeitet, immer beschäftigt und allzeit bereit
ist. Man trainiert es geradezu, die Zeichen zu überhören, weil es andere von einem erwarten. Ich habe schon Geschäftsleute erlebt, die
geradezu damit prahlten, bis zur Bewusstlosigkeit zu ackern und auch
in der Freizeit nicht abschalten zu können, geschweige denn sich die
nötige Ruhe zu gönnen. Gerade Frauen geraten wie Tanja ganz leicht
in einen Teufelskreis aus äußeren Anforderungen, Verpflichtungen,
eigenen Ansprüchen und totaler Erschöpfung. Und traut man sich
mit den oben genannten Symptomen dann doch mal zu einem Arzt,
ist die Reaktion meist erschütternd verständnislos.

In den meisten Fällen ist ein sogenannter Burn-out allerdings nichts
anderes als eine Erschöpfung der Nebennieren. Das heißt, die Organe
sind ausgepowert und geben einfach irgendwann auf, uns mit Hormonen in der Menge zu versorgen, die wir zu unserem Leben heute
brauchen. Wie bei allen Vorgängen in unserem Körper gibt es auch
bei der Nebennierenschwäche meist eine Vorgeschichte. Unsere Organe fallen nicht einfach aus. Wir sind weder Computer noch Autos.
Aus einer Überbelastung resultiert irgendwann ein Ausfall. Das kann

sich über Monate hinziehen, meist sind es sogar Jahre des Raubbaus, der in einem Zusammenbruch endet. Je früher wir aus dieser Abwärtsspirale aussteigen, desto besser. Denn Experten gehen davon aus, dass heutzutage jeder Zweite unter einer Nebennierenschwäche (oder »Adrenal-Fatigue«) leidet, in unterschiedlichen Stadien und Ausprägungen.

Leider habe ich selbst schon einmal erleben müssen, dass Ärzte dieses langsame Versagen der kleinen Stressorgane nicht zuordnen konnten. Als ich einer jungen Ärztin in einer renommierten Klinik in Hamburg-Eilbek von meinem Verdacht einer Nebennierenschwäche erzählte und ihr sogar das großartige Buch *Grundlos erschöpft* des amerikanischen Arztes Dr. James L. Wilson zu dem Thema auf den Tisch legte, bestand sie steif und fest darauf, dass es so etwas gar nicht gebe. Ich hatte wirklich alle eindeutigen Symptome und viel darüber in jenem Buch gelesen. Sie sagte wörtlich: »Nebennieren können nicht geschwächt sein. Entweder sie funktionieren, oder sie funktionieren nicht. Dazwischen gibt es nichts!« Nach einer peinlichen Pause schnappte ich mir mein Buch, drehte mich auf dem Absatz um, schritt zur Tür ihres Behandlungszimmers und verließ, ohne ein Wort und ohne mich noch einmal umzudrehen, die Klinik. Ein paar Tage später wurde meine erhebliche Nebennierenschwäche mithilfe des gleichen Speicheltests, den auch Tanjas Heilpraktikerin benutzt hat, nachgewiesen.

Unser Körper ist eigentlich perfekt auf Stress eingestellt. Allerdings nicht für den modernen, andauernden Stress, der uns heute ständig begleitet. Unser Körper ist eher für die kurzfristige Stressbewältigung, zum Beispiel gegenüber Säbelzahntigern oder anderen zeitlich begrenzten Bedrohungen, gemacht. Nach den Anstrengungen der Jagd hatten unsere Vorfahren immer genügend Zeit, um sich zu erholen, zu sammeln, zu relaxen. Und vor allem: um Kraft zu tanken. Das ganze System konnte wieder runterfahren, die Muskeln entspannten und der

Herzschlag normalisierte sich; es war wieder Energie da für Verdauung und Entwässerung.

Diese Zeit haben wir heutzutage nicht. Und schuld daran sind Dauerbelastung, falsche Ernährung, chronische Krankheiten, Reizüberflutung, Schadstoffe, Elektrosmog und vieles mehr. Dadurch laufen die Nebennieren so lange auf Hochtouren, bis sie nicht mehr können, sprich erschöpft sind. Diese Art Überfunktion ist genauso ungesund und verantwortlich für gesundheitliche Probleme und Übergewicht wie die daraus folgende totale Aufgabe der kleinen Organe.

Was leisten eigentlich die Nebennieren?

Die Nebennieren sind sehr kleine Organe, die, wie schon erwähnt, einen unglaublich großen Einfluss auf unseren Körper haben. Sie sind eine der wichtigsten Hormonschaltzentralen, die wir haben (mehr dazu im Kapitel »Die Hormone«). Und trotzdem behandeln wir sie, meist unbewusst, extrem stiefmütterlich.

Wie kleine Kappen sitzen die beiden Nebennieren auf den Nieren, von denen sie durch eine dünne Fettschicht getrennt sind. Jede einzelne ist etwa nur vier mal drei mal zwei Zentimeter groß. Die Nebennieren bestehen aus zwei Teilen: In der äußeren Nebennierenrinde werden Cortisol (das Fluchthormon), DHEA (das Jugendlichkeitshormon) und Aldosteron (das Dursthormon) gebildet. Im Inneren, dem Nebennierenmark, entstehen Noradrenalin (ein blutdrucksteigerndes Hormon) und Adrenalin (das Stresshormon).

Wie Sie herausfinden, ob mit den Nebennieren etwas nicht stimmt

Es gibt unterschiedliche Tests, um den Zustand der Nebennieren zu bestimmen. Der amerikanische Nebennierenspezialist Dr. James Wilson empfiehlt, ein Tagesprofil von Cortisol, Adrenalin, Noradrenalin und DHEA im Speichel feststellen zu lassen. Das ist einer Untersuchung im Blut vorzuziehen, da man im Speichel die freien, zirkulierenden und damit dem System zur Verfügung stehenden Hormone messen kann, im Gegensatz zu den gebundenen, die man im Blut findet.

Diesen Neurotransmittertest bieten unterschiedliche Labors in Deutschland an. Er ist relativ simpel und eigentlich problemlos überall durchzuführen. Das Labor schickt einem je nach Test bis zu neun kleine Plastikröhrchen, in die man nach einem genau vorgegebenen Zeitplan Speichel abgeben muss. Direkt vor dem Aufstehen geht es los, eine halbe Stunde danach gibt's die nächste Probe, bis hin zum abendlichen Schlafengehen. Wichtig dabei ist, dass man einige Zeit vor der Speichelabgabe weder Zähne putzt noch etwas trinkt oder isst. Sonst wird das Ergebnis verfälscht. Wichtig ist auch, dass Sie drei Monate vor der Probenentnahme kein Kortisonpräparat zu sich genommen haben und am Tag des Tests nichts, was die Nebennieren stimuliert, trinken: Kaffee, schwarzen oder grünen Tee, Energiedrinks. Auch Nikotin verfälscht die Werte. Mein Tipp: Suchen Sie sich vielleicht einen Samstag oder Sonntag aus, damit Sie Zeit und Ruhe für die Prozedur haben. Im Restaurant oder im Büro vor aller Augen in Plastikbehältnisse zu spucken ist wirklich komisch, für Sie und andere. Auch wenn es für einen guten Zweck ist!

Zu guter Letzt packt man die Röhrchen und die unterschriebenen Unterlagen in den mitgelieferten Umschlag und schickt sie an das jeweilige Labor. Nach einigen Tagen bekommt man selbst (oder der behandelnde Arzt oder Heilpraktiker) per Post oder Mail das Ergebnis.

Eine gesunde Nebenniere produziert am Morgen eine große Menge Cortisol, die über den Tag bis zum Abend hin sanft abfällt. Bei den meisten von uns sehen diese Kurven aber alles andere als »normal« aus. Entweder steigt das Cortisol gar nicht erst an, was die totale Erschöpfung, unter der viele leiden, erklärt. Oder es hält sich bis weit in die Nacht viel zu weit oben. Das bedeutet, dass der Körper permanent in Fluchtbereitschaft ist, man nicht zur Ruhe kommt, nicht schlafen kann und ständig überdreht und hibbelig ist.

Das erste Ergebnis – Cortisol wird nicht ausreichend produziert – spricht für eine Nebennierenschwäche. Hier einige typische Symptome:

> Gewichtszunahme (vor allem rund um die Taille)
> Probleme, wieder abzunehmen
> Muskelabbau
> Ein- und Durchschlafstörungen
> Müdigkeit, Erschöpfungszustände (vor allem mittags und gegen 22 Uhr)
> Sucht nach aufputschenden Mitteln (Kaffee, Energydrinks, grüner Tee und Zucker)
> Unterzuckerungssymptome wie Zittern, Benommenheit, Kreislaufprobleme
> Schwindelattacken (vor allem bei plötzlicher körperlicher Belastung)
> schlechte Laune bis hin zur Depression
> Angst, den Alltag nicht mehr bewältigen zu können
> Herzklopfen
> innere Unruhe
> Infektanfälligkeit

- schlechtes Sehen, verschwommene Sicht
- schlechte Stresstoleranz
- niedrige Körpertemperatur
- Verdauungsprobleme (Durchfall oder Verstopfung)
- Wassereinlagerung vor allem nach dem Aufstehen (rund um die Augen, an den Fingern und Füßen)
- schlechtes Gedächtnis
- Haarausfall
- Ausbleiben der Regel
- trockene, juckende Haut und Schleimhäute
- Schmerzen im Nacken und oberen Rückenbereich

Wenn die Nebennieren heiß laufen

Bevor die Nebennieren kollabieren, sind sie viel zu lange auf viel zu hohen Touren gelaufen. Sprich, Sie waren gestresst, ohne danach richtig runterzukommen. Aber auch anstrengende Sporteinheiten und allabendliches Fernsehen beziehungsweise Surfen im Internet bringen die Nebennieren dazu, ganz entgegen ihrem Naturell, abends noch einmal hochzufahren. Am nächsten Morgen wacht man dann aufgeblasen wie ein Ballon auf, mit mehr Gewicht auf der Waage, dicken Tränensäcken unter den Augen, geschwollenen Knöcheln und Fingern (der Ehering passt plötzlich nicht mehr), man ist total gerädert. Mit der Zeit sieht das jeder. Und viele sagen es einem dann auch noch uncharmant direkt ins Gesicht.

Was ist passiert? Die natürliche Cortisol-Melatonin-Wippe ist aus ihrer Balance geraten. Durch die Aktivität zur späten Stunde oder das blaue Licht, das Bildschirme, Smartphones und Tablets aussenden, werden die Nebennieren angeregt, Cortisol zu bilden. Das macht innerlich hibbelig, hellwach und bereitet den Köper auf eine mögliche Flucht vor. Und das zu einer Uhrzeit, zu der die Cortisolkurve eigentlich längst stetig abwärts zeigen und wir mummelig müde werden sollten.

Normalerweise weisen wir zwischen sechs und acht Uhr morgens den höchsten Cortisolwert auf, genau dann, wenn wir eigentlich frisch und ausgeschlafen aus dem Bett hüpfen sollten. Dann fällt er stetig ab, bevor er gegen Mitternacht seinen Tiefpunkt erreicht – Schlafenszeit! Erst wenn das Cortisol sozusagen aus dem Körper verschwindet, ist Platz da für unseren abendlichen besten Freund, das Schlafhormon Melatonin.

Wenn wir allerdings das Gefühl haben, nicht mehr aus unserem alltäglichen Hamsterrad rauszukommen, läuft dieses eigentlich so genial eingerichtete Prinzip aus dem Ruder. Wir meinen, die Kontrolle über unser Leben zu verlieren und dem Schicksal ausgeliefert zu sein. Das ist Dauerstress für den gesamten Organismus. Und noch einmal: Dafür sind wir nicht gemacht. Sie erinnern sich an den Säbelzahntiger. Und Sie erinnern sich auch daran, dass unsere haarigen Vorfahren mit den markanten Gesichtszügen und der unverständlichen Aussprache nach jeder *An*spannung relativ zügig im Anschluss längere Phasen der *Ent*spannung hatten. Das fehlt uns heute, oder wir gönnen es uns nicht. Und das sind die unausweichlichen Folgen:

Symptome einer Nebennierenüberfunktion resultierend aus chronischem Stress:

> permanenter Heißhunger und vermehrter Appetit
> erhöhtes Körperfettgewebe
> Wassereinlagerungen
> verringerte Muskelmasse
> verringerte Knochendichte
> vermehrte Entzündungen im Körper

> Angstzustände
> Depressionen
> Stimmungsschwankungen
> reduzierte Libido
> Konzentrationsschwäche und Lernprobleme
> vermehrte PMS-Symptome bei Frauen
> vermehrte Wechseljahresbeschwerden wie Hitzewallungen
  und Nachtschweiß

Das viel gescholtene Cortisol ist übrigens überlebenswichtig! Während und nach kurzen Stressphasen hilft es, den Körper perfekt zu koordinieren und die Energielevel wieder aufzufüllen. Und Sie haben schon gelesen, was passiert, wenn man zu wenig davon im Körper hat. Aber über zu lange Zeit und in zu hohen Dosen ist Cortisol schädlich, sogar richtig gefährlich und macht schlicht und ergreifend dick und krank.

Und zwar so: Einer der bekannten Effekte von einem dauerhaft erhöhten Cortisolwert ist ein verstärktes und andauerndes Hungergefühl und Heißhunger auf bestimmte (ungesunde) Lebensmittel. Von der Natur ist das logisch gedacht: Nach einem kurzen Spurt oder einem kräftezehrenden Kampf muss der Körper dringend neue Kraft schöpfen, unter anderem mithilfe von Energie, sprich Nahrung. Also futtert man in Stressphasen gern und viel. Da wir aber dabei meist am Konferenztisch oder am Computer sitzen und eben nicht durch den Urwald jagen, sammeln sich die zu viel aufgenommenen Kalorien in Form von Fett um den Bauch herum als sogenannter Rettungsring. Darauf könnte man schnell zurückgreifen, wenn der nächste Angriff des Säbelzahntigers käme. Da das im 21. Jahrhundert eher unwahrscheinlich ist, wächst der Bauch, und damit steigt leider auch (neben der Gewichtsanzeige auf der Waage) das Risiko für Herzerkrankungen, Diabetes und Krebs.

Und dann ist da noch ein Problem: Cortisol stimuliert kurzfristig die Freisetzung von Glucose (Zucker), Fett und Aminosäuren zur schnellen Energiegewinnung. Das hört sich ja erst einmal gut an. Auf Dauer allerdings fehlen die aus den Muskeln gelösten Eiweiße, und die Muskelmasse schmilzt, was dazu führt, dass der Körper im Ruhezustand weniger Kalorien verbrennt und wir einfach nicht mehr so straff aussehen. Ganz zu schweigen von den drohenden Schmerzen, wenn die Knochen den Job des Muskelapparats übernehmen müssen. Und je älter wir werden, desto länger dauert es, verlorene Muskeln wieder aufzubauen.

Dazu kommt, dass das Cortisol einer der Gegenspieler von Testosteron ist. Befindet sich zu viel Cortisol im Körper, sinkt automatisch das Testosteronlevel. Und dieses Hormon sorgt bei Männern *und* Frauen für natürlichen Muskelaufbau und -erhalt, guten Schlaf, Lust auf Sex, gute Laune und ausgeglichenes Wohlbefinden.

Was kann man gegen eine Nebennierenschwäche tun?

Stressreduktion

Was durch Stress ausgelöst wurde, kann nur durch ein Leben ohne (oder mit weniger) Stress wieder geheilt werden. Das ist die Grundregel, um eine Nebennierenschwäche loszuwerden. Und wahrscheinlich auch das größte Problem dabei.

Der naheliegendste Gedanke ist: Versuchen Sie, aus dem Stress rauszukommen. Was auch immer das in Ihrem speziellen Fall ist. Auch wenn es eventuell im ersten Moment nicht leicht umsetzbar scheint. Finden Sie heraus, was Sie unter Druck setzt. Wenn es der Job ist, der Sie um den Schlaf bringt, denken Sie über einen Arbeitsplatzwechsel nach. Probleme in der Familie kann man ansprechen. Geldsorgen,

Trauer, Ängste – es gibt so viele Dinge, die uns im wahrsten Sinne des Wortes stressen. Das Wichtigste ist, ihnen nicht die Macht über unsere Gedanken und damit unser Leben zu geben. Sprechen Sie mit Freunden, mit Ihrem Partner, Kindern, Angehörigen, Menschen, die Ihnen nahestehen und denen Sie vertrauen. Entfernen Sie Energieräuber (Dinge, Termine und Menschen) aus Ihrem Leben. Setzen Sie Ihr Wohlbefinden auf Platz eins Ihrer To-do-Liste. Ganz sicher werden das nicht alle in Ihrem sozialen Umfeld kritiklos mittragen. Aber es ist ja nicht für immer. Und je strikter Sie auf sich achten, umso schneller finden Sie zu alter Frische und zu Ihrem Wohlbefinden zurück.

Lassen Sie sich beraten, nehmen Sie professionelle Hilfe an. Was auch immer Sie tun, schon der Ausstieg aus dem Gedankenkarussell und hin zur Aktion ist ein Schritt in die richtige Richtung.

Machen Sie sich feste Terminpläne für Ihren Tag und halten Sie sich daran. Packen Sie sich die Stunden nicht zu voll. Lassen Sie genügend Luft für kurze, regelmäßige Pausen. Und halten Sie sich daran! Lassen Sie am Ende des Tages Smartphone, Tablet und den Computer aus und tun Sie sich etwas Gutes oder gehen Sie früh ins Bett. Facebook und E-Mails können warten. Oder nutzen Sie Blaulichtfilter, die sich entweder am Gerät einstellen lassen oder die man als Folien auf die Bildschirme kleben kann.

Auch ganz wichtig: Entzündungen, Verletzungen, Depressionen, schwelende, auch chronische Krankheiten stressen den Körper und damit die Nebennieren ebenso wie ein anstrengender Job oder eine dauerhafte Lärmbelästigung. Nehmen Sie sich dieses Themas an, wenn Sie betroffen sind: Behandeln Sie Beschwerden, unterstützen Sie Ihren Körper, lassen Sie sich helfen. Denn wie schon gesagt: Alles in unserem Köper hängt miteinander zusammen. Eine Heilung an der einen Stelle hilft einem anderen Organ, zurück in Balance zu kommen.

Ernährung

Das Wichtigste vorneweg: Auch wenn Sie abnehmen wollen, Sie MÜS-SEN essen! Das gilt prinzipiell, aber vor allem, wenn Ihre Nebennieren geschwächt sind. Diäten sind purer Stress für den Körper, und Hunger setzt die kleinen Organe zusätzlich unter Stress. Die Mahlzeit mit der größten Bedeutung ist das Frühstück. Viele haben morgens keinen Hunger und essen einfach nichts. Das ist für die Nebennieren eine Katastrophe! Sie brauchen morgens Brennstoff und Energie, um das ganze System in die Gänge zu bringen. Wenn wir aufstehen, haben sie nämlich schon ordentlich geschuftet. Zwischen sechs und acht Uhr wird die größte Menge an Cortisol produziert. Geben Sie dem Körper also die Kraftstoffe, die er braucht, und zwar Proteine, Kohlenhydrate und gute Fette. Dazu Vitamine, Mineralien, Spurenelemente, Enzyme und Mikronährstoffe.

Frühstücken Sie vor zehn Uhr. Und achten Sie darauf, dass Sie immer Fett und Eiweiß mit Kohlenhydraten kombinieren. Also statt Müsli lieber ein Ei (Eiweiß) mit Vollkornbrot (Kohlenhydrate) und Avocado oder für die Fleischesser Schinken.

Zucker lässt den Cortisolspiegel kurz, aber heftig ansteigen. Und das bedeutet – Sie ahnen es – puren Stress für Ihre Nebennieren. Auf Dauer kann solch eine falsche Ernährung die Insulin- und Nebennierenfunktion beeinträchtigen. Die Folge ist Unterzuckerung, vor allem nachts, was zu Albträumen, Angstzuständen und Schweißausbrüchen führen kann. Tagsüber zeigt sich dieser Zustand durch Zittern, Ermüdung und Schwindel. Und was macht man automatisch, wenn sich plötzlich alles dreht? Man greift zu einem Schokoriegel oder einer Cola. Das hilft kurzfristig. Allerdings wird dadurch Insulin ausgeschüttet, um den Zucker in die Zellen zu transportieren. Daraus entsteht die nächste Unterzuckerung – der Körper versucht, Cortisol

Was kann man gegen eine Nebennierenschwäche tun?

auszuschütten, die Nebennieren müssen ran. Aber die können schon nicht mehr…

Lassen Sie deshalb neben Süßigkeiten, Kuchen, Eis, Softdrinks, Fruchtsäften und Schokolade die Finger auch von den meisten Obstsorten. Zumindest für den Anfang. Melonen, Bananen, Datteln, Trauben und Rosinen sind erst mal nichts für Ihren Speiseplan. Wenn es Ihnen besser geht, probieren Sie vorsichtig aus, was Sie wieder essen können, ohne dass sich Ihr Zustand verschlechtert. Genauso sollten Sie mit stärkehaltigen Kohlenhydraten umgehen, die sehr schnell in Glukose umgewandelt werden: Chips, Pommes, Brot, Reis, Kartoffeln, Nudeln.

Versuchen Sie, Wachmacher und Stimulantien wie Cola, Kaffee, Energy Drinks und Alkohol von Ihrem Getränkeplan zu streichen. Denn all diese schönen Gewohnheiten bringen Ihr schon vibrierendes Nervensystem zum Überschnappen. Das Problem ist, dass das Käffchen hier und das Glas Bier da zum gesellschaftlichen Leben dazugehören und nur schwer wegzudenken sind. Das ist nicht einfach, ich weiß. Zu Anfang kann man sich ja noch morgens und vormittags einen Kaffee gönnen, doch dann am Nachmittag auf den Latte macchiato und abends auf den Espresso nach dem Essen verzichten. Und gegen ein Glas Wein einmal pro Woche hat ja auch niemand etwas. Allerdings bringt Alkohol noch zwei zusätzliche Probleme mit sich: Er wirkt entwässernd. Und er kann den so dringend benötigten Schlaf stören. Beides ganz schlecht bei hyperaktiven Nebennieren!

Und da wir gerade beim Thema Getränke sind: Trinken Sie genügend Wasser! Schon zwei Gläser Wasser mehr pro Tag können Ihren Stoffwechsel um bis zu 30 Prozent erhöhen und den Stresslevel senken.

Ein konstanter Blutzuckerspiegel ist also das A und O. Gemüse (viel davon!), Fette und Proteine sollten die Hauptrolle auf Ihrem Teller spielen: Nüsse, Eier, eventuell Fleisch oder Fisch und Vollkorngetreide sind die besten Ressourcen hierfür.

Und essen Sie lieber fünf kleinere Mahlzeiten über den Tag verteilt als drei große. Das ist besser für das ganze System. Wenn Sie zwischen Frühstück und Mittagessen oder am Nachmittag ein Tief kommen sehen, probieren Sie es mal mit einer salzigen Brühe. Das hilft.

Ich bin auch ein klassischer Nebennierenschwächepatient und muss aufgrund meines Jobs zwei Mal die Woche zwischen drei und vier Uhr nachts aufstehen. In meinem Reisegepäck habe ich immer eine Packung mit Brühwürfeln. Heißes Wasser bekommt man überall, und nach einer Tasse dampfender Brühe bin ich wach, mein Kreislauf funktioniert und ich gleich mit.

Sport

Eigentlich gibt es keinen besser Weg als Sport, um Stress abzubauen. Wenn Ihre Nebennieren aber schon geschwächt sind und die Anstrengung zu intensiv ist, passiert genau das Gegenteil von dem, was Sie eigentlich erreichen wollen. Bei einer Stunde Joggen, Zumba oder intensivem Krafttraining werden die Nebennieren zu Höchstleistungen angetrieben, und damit stressen Sie sich und Ihren Körper noch zusätzlich. Mit jeder Einheit treiben Sie die kleinen Organe weiter an ihre Grenzen. Die Erschöpfung danach ist umso schlimmer.

Verschieben Sie anstrengende Sporteinheiten auf den Morgen oder Mittag. Lassen Sie auf jeden Fall genügend Abstand zur Schlafenszeit. Verringern Sie die Intensität. Joggen Sie nicht mehr eine ganze Stunde, sondern nur noch eine halbe. Oder laufen Sie langsamer. Streichen Sie den High-Intensive-Kurs im Fitnessstudio und versuchen Sie es mal mit Yoga. Was auch immer für Sie das Richtige ist: Sie sollen sich nach dem Sport gut fühlen und nicht total aufgedreht oder total erschöpft.

Entspannungs- und Achtsamkeitstechniken wie Meditation, Qigong oder eben Yoga sind ebenfalls perfekte Methoden, um sich dem Stress zu entziehen und auch in anstrengenden Lebensphasen seinen inneren Frieden zu erhalten oder schnell wieder zurückzuerlangen. Wenn das etwas für Sie ist oder Sie sich dafür interessieren, Kurse gibt es in der Volkshochschule, in Fitnessstudios, Yogaschulen oder mittlerweile auch im Internet und auf DVDs.

Und glauben Sie mir: Auch am Tag nach einer Stunde Yoga kann man unglaublichen Muskelkater an Stellen haben, von denen man nicht einmal wusste, dass sich dort Muskeln befinden. Ich spreche aus eigener Erfahrung. Ein paar Minuten ein paar Mal die Woche reichen aus. Denken Sie immer daran: Weniger ist hier mehr!

Schlaf

Ruhe und Erholung sind die wichtigsten Hilfsmittel, um eine Nebennierenschwäche in den Griff zu bekommen. Versuchen Sie, vor 22 Uhr ins Bett zu gehen, und schlafen Sie, wenn möglich, bis acht oder neun Uhr. Stehen Sie sofort auf, wenn der Wecker klingelt. Vermeiden Sie jede Form von Schlafmangel. Vermeiden Sie es aber möglichst auch, sich über Mittag hinzulegen. Sie sollten nachts durchschlafen. Das klappt besser, wenn Sie tagsüber kein Powernapping betreiben.

Noch mehr Tipps

> Trinken Sie jeden Tag genügend Wasser! Denn Dehydrierung ist ein weiterer Stressfaktor für den Körper und macht Erholung unmöglich. Viele müssen sich erst wieder ans regelmäßige Trinken gewöhnen. Machen Sie es sich zur Gewohnheit, immer stilles Wasser dabeizuhaben. Wenn das auf Dauer zu langweilig schmeckt, machen Sie einen Spritzer Zitronensaft rein oder

suchen Sie sich Kräutertees, die Ihnen schmecken. Bitte ohne Zucker! Und nichts Aufputschendes auf Grün- oder Schwarzteebasis.

> Gegen den Schwindel vor allem am Morgen hilft Gemüsesaft/ Wasser mit einem Teelöffel Salz (unraffiniertes Meersalz oder Kristallsalz sind am besten geeignet). Das bringt den Blutdruck in Schwung und macht den Start in den Tag einfacher.
> Gönnen Sie sich ausreichend Pausen! Mindestens einen Tag pro Woche sollten Sie für Dinge reservieren, die Ihnen Spaß machen: Familie, Freunde, Hobbys – was auch immer Sie mögen. Das Wichtigste dabei: Bleiben Sie nicht zu Hause sitzen! Gehen Sie raus, erleben Sie etwas! Nur wer für Abstand zu den täglichen Pflichten sorgt, kann diese immer wieder mit neuem Elan angehen.
> Haben Sie Spaß! Lachen Sie! Genießen Sie Ihr Leben! Umgeben Sie sich mit Menschen und Dingen, die Sie mögen!

Mittel gegen Nebennierenschwäche

Die Maßnahmen, die ich Ihnen auf den letzten Seiten vorgestellt habe – vor allem der Umgang mit Stress, Schlafhygiene und die richtige Ernährung –, sind ein Muss, wenn Sie nicht mehr unter Schlafstörungen und totaler Erschöpfung oder Unterzuckerung und Heißhunger auf Süßes leiden und dem Teufelskreis der Nebennierenschwäche entfliehen möchten. Allerdings reicht das manchmal nicht aus oder bringt nicht schnell genug die gewünschten Ergebnisse.

Es gibt einige Mittel, die Sie einnehmen können, um Ihren Körper auf unterschiedliche Art und Weise bei der Regeneration zu unterstützen. Das Wichtigste ist, dass Sie Ihre Mineral-, Vitamin- und Nährstoffmängel ausgleichen. Gegen Stress wirksam sind Vitamin C (wichtig bei der Koordination des Stresshormons Cortisol), Chrom

(Blutzuckerstoffwechsel), L-Carnitin (Energiegewinnung), Co-Enzym Q10, B-Vitamine (allgemeine Stressresistenz), Magnesium (Entspannung), Alpha-Liponsäure, Aminosäuren und essenzielle Fettsäuren (Nachtkerzenöl, Leinöl).

Lassen Sie gegebenenfalls beim Arzt im Blut testen, welche Stoffe Ihrem Körper besonders fehlen. Das ist die Pflicht. Ohne die wird es Ihnen nicht besser gehen, weil der Körper Baumaterial braucht, um sich neu aufzustellen und Schäden auszubessern. Es gibt aber auch Mittel, die als Kur den Genesungsverlauf beschleunigen können. Nicht jedes Produkt hilft bei jedem.

PHYTOCORTAL N (VON STEIERL-PHARMA GMBH)

Der sanfte Einstieg gelingt Ihnen mit diesen homöopathischen Tropfen, die rezeptfrei in der Apotheke erhältlich sind. Sie wirken bei einem Mangel an Kortikoiden, also vor allem Cortisol. Empfohlen wird, eine halbe Stunde vor dem Essen 50 Tropfen einzunehmen. Man kann die Flüssigkeit ein paar Minuten im Mund lassen, dann wird der Wirkstoff besser aufgenommen.

Phytocortal N ist ein recht zurückhaltendes Therapeutikum und wirkt bei manchen überhaupt nicht oder erst nach längerer Einnahme. Anderen reichen schon ein paar Tage, um eine spürbare Verbesserung zu erkennen. Es ist also einen Versuch wert. Oder Sie testen eines der folgenden, stärkeren Mittel.

CYTOZYME AD

Das meiste positive Feedback bekomme ich, wenn ich anderen Betroffenen Cytozyme AD (von Biotics) empfehle. Die kleinen Tabletten enthalten hormonloses Nebennierengewebe von neugeborenen Kälbern. Es sind darin alle Stoffe enthalten, die der Körper braucht, um die Nebennieren so zu unterstützen, dass sie wieder funktionieren können. Die Produktion der Nebennierenrinde wird wieder angeregt.

Das Mittel ist wirklich potent und wirkt sofort. Deshalb muss man sich bei der passenden Dosierung etwas herantasten. Steigern Sie die Einnahme langsam und beginnen Sie damit morgens, wenn die Nebennieren die größte Arbeit verrichten müssen. Sie werden recht schnell eine Besserung Ihrer Beschwerden spüren: Die Müdigkeit wird nachlassen, Sie werden besser schlafen, sich allgemein stärker, ausgeglichener und stressresistenter fühlen. Wenn das einige Tage anhält, können Sie versuchen, die Dosierung wieder zu reduzieren. Ich rate Ihnen, sich dabei gut zu beobachten und die Tabletten nicht zu schnell komplett wegzulassen.

Ich habe immer ein Döschen auf Vorrat in meinem Medizinschrank stehen. In Phasen von großem Stress, viel Reiserei, emotionaler Unruhe oder anderen Turbulenzen (z. B. Weihnachten mit der Familie) können die Tabletten Wunder wirken und mich davor beschützen, in ein tiefes Erschöpfungsloch zu fallen – und ein ungewolltes Plus auf der Waage zu sehen.

Eins sei allerdings noch gesagt: Auch wenn Cytozyme wirklich eine großartige Erfindung sind, die Pillen können nur wirken, wenn Sie auch ansonsten auf sich achten! Wenn Sie nicht für genügend Schlaf sorgen, sich schlecht ernähren und eine Tasse Kaffee nach der anderen trinken, kann auch dieses Mittel Ihnen nicht helfen.

Man bekommt Cytozyme mittlerweile problemlos übers Internet. Preise vergleichen lohnt sich!

PREGNENOLON

Pregnenolon ist ein Ausgangsstoff für die meisten Steroidhormone (u. a. Testosteron, Östrogen, Cortisol) und ein Botenstoff im Gehirn. Heutzutage weiß man, dass ein Mangel sich zum Beispiel negativ auf die Gedächtnisleistung und die Stressresistenz auswirkt.

Allerdings fällt der natürliche Pregnenolonspiegel im Körper ab etwa einem Alter von 30 Jahren stetig ab. Das zeigt sich in Form von fehlender Energie, abnehmender Gedächtnisleistung und einer sinkenden Libido.

In Kombination mit Melatonin und DHEA wird Pregnenolon von vielen Ärzten bei Burn-out-Patienten angewandt, mit großem Erfolg. Die Dosis liegt normalerweise zu Anfang bei zehn Milligramm und kann bis auf 50 Milligramm gesteigert werden. Am besten nimmt man sie morgens auf nüchternen Magen.

Pregnenolon kann übers Internet bestellt werden. Denken Sie aber bitte an die weitreichende Wirkung des Mittels und besprechen Sie sich vor der Einnahme am besten mit einem kundigen Arzt oder Heilpraktiker.

DHEA

DHEA (Dehydroepiandrosteron) wird auch das Jugendlichkeitshormon genannt. Ausführliches dazu lesen Sie im nächsten Kapitel »Die Hormone«. Die gezielte Gabe von DHEA unterstützt auch die Erholung der Nebennieren. Daher lohnt sich die Überlegung, das Mittel in die Therapie mit aufzunehmen. Lassen Sie allerdings in regelmäßigen Abständen den DHEA-Wert im Blut testen, da ein Zuviel sich in Schlafstörungen, Reizbarkeit, Stimmungsschwankungen und bei Frauen auch in vermehrter (Gesichts-)Behaarung, einer tieferen Stimme und Akne zeigen kann. All diese Symptome verschwinden nach dem Absetzen allerdings wieder.

KORTISON

Wenn man davon ausgeht, dass die Beschwerden bei einer Nebennierenschwäche deshalb auftreten, weil dem Körper Cortisol fehlt, liegt es eigentlich nahe, Kortison in Form von Tabletten einzunehmen.

Dr. James Wilson rät in seinem Buch *Grundlos erschöpft* davon ab. Und wenn man bedenkt, welche Nebenwirkungen eine Kortisongabe haben können – Gewichtszunahme, Blutzucker- und Blutdruckanstieg, Wassereinlagerungen, gesteigerte Infektanfälligkeit und so weiter –, ist es meiner Meinung nach nur in Ausnahmefällen wirklich sinnvoll. Dazu kommt, dass man die Gabe langsam ausschleichen muss.

Es gibt leider auch nur wenige Ärzte, die sich mit Kortisontherapien bei Nebennierenschwäche wirklich und verlässlich auskennen. Probieren Sie es lieber mit Cytozyme, bevor Sie die Büchse der Pandora öffnen und im Teufelskreis des Kortisons gefangen sind.

MELATONIN

Produziert der Körper nicht genügend Melatonin, kann man nicht ein- bzw. durchschlafen, was bei einer Nebennierenschwäche eine Katastrophe ist. Auch die Produktion des Wachstumshormons steht im direkten Zusammenhang mit Melatonin. Ohne dieses können nachts keine Reparaturvorgänge im Körper stattfinden, die Entwässerung funktioniert nicht, genauso wenig wie die Entgiftung. Wir wachen morgens aufgequollen und übellaunig auf. Und der Blick auf die Waage tut sein Übriges (mehr dazu im Kapitel »Die Hormone«).

In den USA bekommt man Melatonin seit Jahren rezeptfrei im Supermarkt. Bei uns gibt es immer wieder Stimmen, die von einer Einnahme abraten, weil sich der Körper angeblich daran gewöhnt und die natürliche Produktion des Schlafhormons einstellt. Allerdings weiß man heute, dass die körpereigene Produktion im Lauf des Lebens stetig abnimmt und ab dem 50. Lebensjahr sogar signifikant nachlässt. Bei allen positiven Wirkungen von Melatonin (es schützt die Zellen, hemmt den Krebs usw.) sollte man bei Schlafstörungen die Einnahme in Betracht ziehen. Dosen zwischen drei und fünf Milligramm gelten als sicher und wirkungsvoll.

VITAMIN C

Vitamin C unterstützt die Funktion der Nebennieren. Eine erhöhte Cortisolproduktion, also Stress, frisst sozusagen das vorhandene Vitamin C auf. Mehr zur Wirkung von Vitamin C lesen Sie im Kapitel »Mineralien-, Vitamin- und Eiweißmängel«. Am wirkungsvollsten ist »natürliches« Vitamin C in Form von Acerolakirsche. Diese kann man als Lutschtabletten zum Beispiel in der Apotheke kaufen.

CORDYCEPS

Cordyceps sinensis ist ein chinesischer Heilpilz, der jahrhundertelang gegen Müdigkeit und für eine Stärkung der körperlichen Widerstandskraft und der Lungenfunktion eingesetzt wurde. Wissenschaftliche Studien haben mittlerweile belegt, dass der Pilz zudem die Testosteronproduktion im Körper anregt, was auch für Frauen wichtig ist. Ein Testosteronmangel, der meist bei einer Nebennierenschwäche auftritt, führt zu stetigem Muskelabbau, und das wiederum senkt den Kaloriengrundumsatz und führt damit zu Gewichtszunahme. Zudem macht mehr Körperfett keine schöne Silhouette.

Ein bis drei Gramm Cordyceps werden von Experten empfohlen und als sicher deklariert. Man bekommt das Mittel in Form von Tabletten oder Pulver. Lassen Sie sich nicht von seinem seltsamen Geruch abschrecken.

Besonders nach dem Sport und anderer körperlicher Anstrengung wirkt der Heilpilz stressmindernd und hilft bei der schnellen Regeneration. Denn wenn die Nebennieren schon geschwächt sind und man sich ein bisschen zu sehr verausgabt, verstärkt das den Erschöpfungszustand. Cordyceps hilft dem Körper, das auszugleichen.

SÜSSHOLZWURZEL

Ob Sie jetzt Lakritze mögen oder nicht, der Rohstoff, aus dem die Süßigkeit gemacht wird, hat eine positive Wirkung bei einer Nebennierenschwäche. Vor allem bei einem niedrigen Blutzuckerspiegel kann das Heilkraut Abhilfe schaffen. Allerdings bedeutet das nicht, dass Sie sich einfach eine Tüte Lakritzschnecken oder »Bärendreck« bereitlegen sollten. Der Zucker darin würde mehr Schaden anrichten als helfen. Tun Sie sich lieber etwas Gutes in Form von Süßholzwurzeltee oder -tropfen.

Mittel gegen Stress

Man liest immer wieder von kleinen Helferlein, die einen in Stressphasen unterstützen sollen. Ob Baldrian, Johanniskraut oder Lavendel, wirklich helfen tun diese (zum Glück natürlichen) Mittel bei wirklichem Druck nicht oder nur selten. Es gibt allerdings einige Präparate, die frei verkäuflich sind und unser System nachgewiesenermaßen dabei unterstützen, innerlich runterzukommen.

PHOSPHATIDYLSERINE

Phosphatidylserine (PS) besteht aus Fettsäuren und Phosphat und kommt vor allem in unseren Gehirnzellen vor. Aber auch in allen anderen Zellmembranen des Körpers ist es in kleineren Mengen vorhanden. Bodybuilder haben als eine der ersten die cortisolsenkende Wirkung von PS nach anstrengenden Trainingseinheiten für sich entdeckt. Denn wie schon erwähnt, verringert Cortisol den Testosteronwert im Körper und baut Muskeln ab. Und genau das wollen diese Extremsportler ja vermeiden.

Die Wirkung ist längst wissenschaftlich bewiesen. Durch Phosphatidylserine wird nicht nur die Erholung nach dem Sport erleichtert, sondern auch die Gehirnleistung und die allgemeine Stressresistenz verbessert. Allerdings ist der Stoff nicht billig, und man muss relativ hohe Dosen einnehmen. Athleten werden 800 Milligramm pro Tag empfohlen. Als Unterstützung für den alltäglichen Stress kann man mit einer Dosis von circa 500 Milligramm pro Tag für einen Monat beginnen und danach auf 50 bis 100 Milligramm reduzieren.

GABA

Gamma-Aminobuttersäure (GABA) ist einer der wichtigsten Neurotransmitter im Zentralnervensystem. Es hat eine angstlösende, entspannende und schlaffördernde Wirkung und wird in der Antistressmedizin schon lange eingesetzt. Man kann Dosen zwischen 500 und 2000 Milligramm einnehmen. Ein guter Indikator für die richtige Dosierung ist ein leichtes Kribbeln auf der Haut, das sich relativ schnell nach dem Schlucken der Kapseln einstellt. Es kann auch passieren, dass man das Gefühl hat, ein bisschen schwerer Luft zu bekommen. Das ist völlig harmlos und verschwindet nach kurzer Zeit wieder. Diese beiden »Symptome« sind die Anzeichen, dass Sie die für sich richtige Dosierung gefunden haben. Bitte nehmen Sie GABA nur abends kurz vorm Zubettgehen ein, da es wirklich müde macht.

MELATONIN

Es wurde ja bereits deutlich, wie wichtig Schlaf gerade in Zeiten von besonderer Belastung ist. Mehr zum Schlafhormon lesen Sie im Kapitel »Die Hormone«.

Die Nebennieren

ZUSAMMENFASSUNG:

> Eine Nebennierenschwäche entsteht langsam, schleichend, über Jahre hinweg.

> Zuerst arbeiten die Nebennieren zu viel, dann folgt der Absturz.

> Beides wirkt sich negativ auf das Gewicht aus.

> Vor allem um die Körpermitte sammelt sich Fett (»Schwimmring«).

> Koffein und Zucker verbessern den Zustand der totalen Erschöpfung nur kurz.

> Müdigkeit, Schlafstörungen, Allergien, Gewichtszunahme, Depressionen bis hin zur totalen Verzweiflung sind die häufigsten Anzeichen einer Nebennierenschwäche.

> Ein mithilfe von gesammeltem Speichel gewonnenes Tagesprofil von Cortisol, DHEA usw. bringt die richtige Diagnose.

> Besserung tritt nur ein, wenn man sich an einen strengen Plan hält: keine Aufputschmittel (Kaffee, Cola, Energydrinks), kein Zucker, regelmäßige Schlafenszeiten und das Auffüllen der fehlenden Vitamine, Mineralien.

> Es gibt sichere Mittel, die dem Körper bei der Wiederherstellung seiner Kräfte helfen: Cytozyme AD, Progesteron, DHEA, Melatonin und andere mehr.

> Vor der Nebennierenerschöpfung steht immer eine Art Überfunktion der Organe.

> Das Fluchthormon Cortisol, das uns wachhält und auf Dauer nervös, krank, dick und unglücklich macht, wird hierbei rund um die Uhr in zu hohen Dosen gebildet.

> Stressvermeidung, Entspannung und die richtige Ernährung können diesen Teufelskreis durchbrechen und den Körper davor bewahren, in eine Nebennierenschwäche abzurutschen.

Die Hormone

Hormone sind die heimlichen Herrscher in unserem Körper. Sie haben Einfluss auf das Wachstum, die Regeneration, auf unsere Fortpflanzungsfähigkeit, die Verdauung, unsere Stimmung, das Altern, Leistungsfähigkeit und – Überraschung! – auf unser Gewicht. Hormone machen uns jung, gut gelaunt, sexy, schlagfertig, schlank und fit, können aber auch dafür sorgen, dass wir alt, schwabbelig, faltig, aggressiv, müde, übellaunig, kraft- und antriebslos durch die Welt laufen. Und wie überall in der Natur hängt auch bei den Hormonen alles miteinander zusammen.

Im Moment sind in Hollywood neben den Detox-Ärzten vor allem Mediziner die großen Stars, die sich mit Hormonen auskennen und beschäftigen. Denn die Schauspieler, Musiker und Entertainer, die auf der ganzen Welt verehrt werden – nicht zuletzt wegen ihres perfekten Aussehens –, haben verstanden, dass Sport, Ernährung und von mir aus auch die ein oder andere Schönheits-OP hier und da bei ihnen nicht allein für ewige Jugendlichkeit sorgen können. All diese zum Großteil erschreckend teuren Maßnahmen können nur dann greifen, wenn im Körper die richtige Basis vorhanden ist. Und das bedeutet, dass alle Hormonsysteme in Harmonie und Balance arbeiten und funktionieren (können).

Die Schilddrüse, die Nebennieren, die Eierstöcke beziehungsweise beim Mann die Hoden, die Hypophyse (Hirnanhangsdrüse), der Hypothalamus, die Bauchspeicheldrüse und die Nebenschilddrüsen sind die Schaltzentralen im menschlichen Körper. Ihr Funktionieren bestimmt über das Wohl und Wehe jedes Einzelnen. Jedes Organ, Gewebe, System, jede Zelle und jedes Körperteil sind von diesen Drüsen abhängig. Und dabei können sowohl ein Zuviel als auch ein Zuwenig der produzierten Hormone Probleme machen.

Unsere moderne Lebensweise hat einen großen Einfluss auf die von der Natur eigentlich perfekt erdachten Regelkreise. Leider zumeist einen negativen. Wir bringen mit zu viel und zu lange andauerndem Stress unsere Nebennieren aus dem Gleichgewicht. Weichmacher aus Plastikflaschen lassen beispielsweise selbst in Männerkörpern das weibliche Sexualhormon Östrogen ungesund ansteigen. Und das Überangebot an zuckerhaltigen Nahrungsmitteln bringt unsere Bauchspeicheldrüse irgendwann zum Exodus. Das nennt man dann Diabetes, und davon sind immer mehr Menschen in unseren Breiten betroffen.

Fällt ein Glied aus der Kette, kippelt auch schnell das nächste. Im Kapitel zur Schilddrüse haben Sie gesehen, was für ein Rattenschwanz an gesundheitlichen Problemen folgen kann, fällt das eine Organ ganz oder auch nur teilweise aus.

Das alles passiert nicht von heute auf morgen, und es dauert in den meisten Fällen Jahre, wenn nicht Jahrzehnte, bis wir etwas von diesem Ungleichgewicht in unserem Körper spüren. Bei vielen wird der Grundstein schon in der Kindheit gelegt, weil wir falsche Lebensweisen und Angewohnheiten von unseren Eltern und Großeltern übernehmen. Aber natürlich kann man diesen Teufelskreis durchbrechen. Ganz alleine oder mithilfe von ärztlicher Unterstützung. Ich verspreche Ihnen, die Anstrengung lohnt sich, weil es sich einfach verdammt gut anfühlt, wenn man morgens gut aus dem Bett kommt, wenn der Kopf frei ist, wenn man sich plötzlich wieder gern im Spiegel anguckt und wenn Freunde und Bekannte bemerken, dass man gut aussieht und besser gelaunt ist als sonst.

DHEA

DHEA (Dehydroepiandrosteron), auch das Jugendlichkeitshormon genannt, ist ein natürlicher Gegenspieler von Cortisol, dem Stresshormon. Im Lauf des Lebens lässt die natürliche Produktion von DHEA im Körper immer mehr nach. Das hat Auswirklungen auf die allgemeine Fitness, die Spannkraft der Haut, den Muskelaufbau und auch auf das Körpergewicht. Man kann diese Abnahme als von Gott gegeben ansehen – oder etwas dagegen tun.

Schlanke Menschen haben fast immer einen höheren DHEA-Spiegel als dicke. Denn das Hormon sorgt unter anderem auch dafür, dass Fett in Energie umgewandelt und damit verbrannt wird. DHEA wirkt Entzündungen entgegen und aktiviert das Immunsystem. Es wirkt motivierend, hat antidepressive Eigenschaften und macht wacher. Ganz allgemein gesagt, sorgt es für psychisches und körperliches Wohlbefinden.

Symptome eines DHEA-Mangels können sein:

> Antriebslosigkeit
> Müdigkeit
> depressive Verstimmung oder Ängstlichkeit
> nachlassende Libido
> nachlassende Muskelkraft und Ausdauer
> Verlust der Knochenmasse
> Schlaflosigkeit
> Spannkraftverlust der Haut, vorzeitige Hautalterung
> Kreislaufbeschwerden
> Verschlechterung der Blutfettwerte

Die Hormone

DHEA ist eine Vorstufe von sowohl weiblichen als auch männlichen Geschlechtshormonen. Im Körper gibt es eine Art Reservoirfunktion für DHEA, damit im Bedarfsfall entschieden werden kann, welches Hormon aus dem vorhandenen DHEA gebildet wird.

Ein sehr kleiner Teil des im Körper vorhandenen DHEAs wird auch bei Frauen ganz automatisch in Testosteron umgewandelt. Das kann sich positiv auswirken (siehe Kapitel »Die Nebennieren«), bei einem Zuviel aber auch schiefgehen. Vermehrte Körperbehaarung, eine tiefere Stimme oder plötzlich auftretende unreine Haut sind Indizien dafür. Diese Nebenwirkungen verschwinden nach einer Reduzierung der Dosis oder einem kurzzeitigen Absetzen aber umgehend und rückstandslos wieder.

In den USA kann man DHEA in jedem Supermarkt und in Drugstores ohne Rezept kaufen. Was man nicht vergessen darf: Dabei handelt es sich immer noch um ein Hormon! Wenn Sie also den Verdacht haben, einen zu geringen DHEA-Spiegel zu haben, lassen Sie diesen beim Arzt testen. Der kann Ihnen dann auch das für Sie richtige Produkt verschreiben.

Bei einem nachgewiesenen Mangel haben sich morgens auf nüchternen Magen 25 Milligramm in Form von Tabletten bewährt. Bei Männern werden Dosen zwischen 25 und 50 Milligramm empfohlen. Man kann DHEA auch mithilfe von Salben substituieren. Das hat den Vorteil, dass man Leber und Darm umgeht und der Wirkstoff direkt übers Blut in den Körper gelangt. Die Wirkung ist unmittelbar und stärker. Probieren Sie aus, was für Sie am besten funktioniert, oder lassen Sie sich von Ihrem Arzt beraten.

Östrogen

Östrogen ist das Hormon, das eine Frau zur Frau macht. Es ist verantwortlich für die typisch weiblichen Rundungen an Hüften, Hintern und Brüsten. Ein Zuviel davon, eine sogenannte Östrogendominanz, erhöht die Gefahr für Gebärmutter- und Brustkrebs und sorgt für Wassereinlagerungen, Muskelabbau und verschlechtert die Blutzuckerwerte. Die Fettdepots an Oberschenkeln und Hüften wachsen an. Das Bindegewebe wird dellig, der Körper bekommt an den typischen Problemzonen – Bauch, Beine, Po – vermehrt Cellulite und erhält langsam, aber sicher die unschöne Birnenform. Auch Migräne wird oft durch eine Östrogendominanz verursacht, genau wie Probleme mit der Gallenblase.

Wahrscheinlich ist die Einnahme von Östrogenen die häufigste Ursache einer Gewichtszunahme bei Frauen. Und das passiert sowohl in Form der Antibabypille als auch als Hormonersatztherapie in den Wechseljahren. Es gibt kaum ein Medikament auf der Welt, das so viel verkauft wird – und so viel Schaden anrichtet. Frauen vom Teenie-Alter bis weit über die Rente hinaus werden damit malträtiert. Dr. Michael E. Platt, Facharzt für Innere Medizin und Spezialist für bioidentische Hormone aus Kalifornien, schreibt in seinem Buch *Die Hormonrevolution*, dass er häufig gesehen hat, wie Frauen, die eine bestimmte Schwangerschaftsverhütungsdepotspritze bekommen haben, zehn Kilogramm zugenommen haben. Das will sicher keiner! Ganz zu schweigen von den anderen Risiken.

Nachdem ich angefangen hatte, mich mit dem Thema Hormone im Allgemeinen und Östrogene im Speziellen zu beschäftigen, habe ich sofort die Antibabypille abgesetzt. Es gibt genügend Alternativen auf dem Markt. Man sollte sich etwas Zeit nehmen und sich beraten lassen. Am besten sind natürlich hormonfreie Methoden (wie Spirale, Kupferkugel, Temperaturmethode oder Verhütungscomputer), aber

Die Hormone

die sind auch nicht für jeden handlebar. Doch bedenken Sie, was Sie Ihrem Körper und Ihrer Gesundheit mit der Zufuhr von Östrogenen antun, und wägen Sie dann Risiko und Nutzen sorgfältig ab.

Nicht nur Frauen spüren die Nachteile eines zu hohen Östrogenspiegels. Auch Männer leiden darunter. Denn eigentlich gehört in ihren Körper nur eine kleine Menge davon. Doch mit dem Verzehr tierischer Produkte wie Eier, Milchprodukte und Fleisch, die mit Östrogen als Mastmittel verseucht sind, von Sojaprodukten und Hopfen (Bier) kommen auch sie in Verbindung damit. Östrogene oder östrogenähnliche Stoffe kommen auch in Weichmachern (Trinkflaschen, Spielzeug usw.), Kunststoffen und Pestiziden vor (mehr dazu im Kapitel »Umweltgifte«). Männer bekommen bei einem Zuviel an Östrogen in ihrem Körper Brüste, einen runden Bauch (Bierbauch), und der Bartwuchs verringert sich.

Symptome einer Östrogendominanz sind zumeist die eines Progesteronmangels, weil beides Hand in Hand geht. Dazu kommen aber noch mehr:

> Prämenstruelles Syndrom (PMS)
> Zyklusstörungen jeglicher Art (zu lange, zu kurze, starke oder ausbleibende Regel)
> Eierstockzysten
> Wechseljahresbeschwerden
> Stimmungsschwankungen bis hin zur Depression
> Ängste, innere Unruhe
> Kopfschmerzen
> Konzentrationsstörungen
> Schwindel
> Schlaflosigkeit
> Spannen in der Brust oder Knoten
> fehlende Libido
> Unfruchtbarkeit

Östrogen

> Schilddrüsenunterfunktion
> Störung der Nebennierenhormone
> Blutzuckerregulierungsprobleme
> Heißhunger auf Süßes
> Gewichtszunahme, vor allem an Bauch und Hüften
> Ödeme (Wassereinlagerungen)
> kalte Hände und Füße
> Bluthochdruck
> trockene Haut und Schleimhäute
> Haarausfall
> Osteoporose
> Gelenk- und Muskelschmerzen
> erhöhtes Risiko für Brust-, Eierstock- und Gebärmutter-
  schleimhautkrebs
> Hitzewallungen
> Erschöpfung
> Neigung zu Allergien
> Immunsystemstörung
> Gallenblasenprobleme

Eine Therapie ist im Fall einer Östrogendominanz etwas heikler, weil man ja nicht einfach das Problem eliminieren kann. Man kann die potenziellen Auslöser ausschalten: die Antibabypille und andere Einnahmen absetzen, Weichmacher und andere Stoffe, die eine Östrogenisierung des Körpers verursachen, vermeiden. Und entgiften (mehr dazu im Kapitel »Umweltgifte«). Und natürlich muss man den vorhandenen Progesteronmangel beheben.

Männer sollten zudem ihren Testosteronwert messen lassen. Denn Testosteron ist der natürliche Gegenspieler von Östrogen im männlichen Körper. Begeben Sie sich auch hier in die Hände eines erfahrenen Arztes oder Heilpraktikers, der sich auf Hormonstörungen und Therapien mit bioidentischen Hormonen spezialisiert hat.

Die Hormone

Progesteron

Leyla fühlte sich schon länger nicht mehr wohl in ihrer Haut. Sie war leicht reizbar, hatte öfter Kopfschmerzen und Stimmungsschwankungen und vor allem morgens dicke Finger und dunkle Augenringe. Sie verlor unter der Dusche vermehrt Haare und hatte während ihrer Tage größere Schmerzen als sonst. Mit der Zeit merkte sie, dass sie auch ohne körperliche Anstrengung mehr schwitzte und dass sie nicht gut ein- beziehungsweise durchschlafen konnte. Als sie auch noch Verstopfungen bekam und ihr Gewicht langsam stieg, raffte sie sich auf und ging zum Arzt. Der hatte keine Erklärung für diese Veränderungen und schob es auf ihre eventuell beginnenden Wechseljahre. Dabei war Leyla gerade erst 33 geworden. Eine Frauenärztin nahm sich ihrer bedachter an und entdeckte, dass sie unter einem immensen Progesteronmangel litt. Als Erstes setzte Leyla die Antibabypille ab. Dann cremte sie sich auf Anraten der Gynäkologin jeden Morgen und jeden Abend mit einer zehnprozentigen naturidentischen Progesteronsalbe am Handgelenk ein. Es dauerte nur ein paar Tage, und Leylas Stimmung verbesserte sich zusehends. Sie hatte das Gefühl, öfter als sonst auf die Toilette zu müssen. Der Körper ließ gespeichertes Wasser los, die Verdauung begann, sich zu normalisieren, nach und nach verschwanden die dazugekommenen Kilos. Auch ihr Haarausfall hörte auf, und die Tage ihrer Regel waren wieder so schmerz- und symptomfrei wie früher.

Viele Frauen – aber auch Männer – leiden wie Leyla unter einem Mangel an Progesteron und einem Zuviel an Östrogenen. Dieses Dilemma wird durch das Verschreiben der Antibabypille schon an Minderjährige noch vergrößert. Junge Menschen geraten somit nämlich schon in eine Schieflage ihrer Balance von Progesteron und Östrogen. Die Pille verstärkt das Problem, anstatt es zu lösen.

Progesteron ist das absolute Wohlfühlhormon für Frauen. Es wird in den Eierstöcken und zum Teil auch in den Nebennieren gebildet. Es sorgt für besseren, tieferen Schlaf, inneren Frieden und gute Laune, schwemmt das überflüssige Wasser aus dem Körper und ist dadurch bei der Gewichtsabnahme behilflich. Es schützt vor Osteoporose, stärkt die Knochen, steigert die Kollagenbildung und ist damit unerlässlich im Kampf gegen Cellulite und Falten. Heute weiß man, dass Progesteronmangel einer der Faktoren ist, die zu Fibromyalgie führen können, eine chronische Krankheit, die sich in Form von rheumatischen Schmerzen der Muskeln und Sehnen äußert. Dr. Platt beschreibt das in seinem großartigen Buch *Die Hormonrevolution* eindrucksvoll. Progesteron ist auch ein natürliches Antidepressivum. Ist zu wenig davon im Körper vorhanden, steigt der Insulinspiegel an. Dadurch sinkt automatisch der Blutzucker, man wird müde und bekommt Heißhunger auf süße Kalorienbomben. Ein Progesteronmangel weist übrigens auch oft auf einen Kupferüberschuss im Körper hin und damit auf eine Vergiftung. Lassen Sie auch das prüfen.

Gerade Progesteron, was ja eigentlich eher dem weiblichen Körper zugeordnet wird, kann auch übergewichtigen Männern ungemein helfen. Besagter Dr. Platt behandelt seine männlichen Patienten gern damit (im Zusammenspiel mit DHEA, bei Bedarf mit Schilddrüsenhormonen und eventuell Testosteron), um einer oft vorhandenen Östrogendominanz entgegenzuwirken.

Einen Progesteronmangel können Sie an folgenden Symptomen erkennen:

> vermehrte Wassereinlagerungen
> unregelmäßiger Menstruationszyklus
> vermehrte Schmerzen während der Regel
> Stimmungsschwankungen
> Konzentrationsschwäche
> Nervosität
> Depressionen

> Angstattacken
> Gewichtszunahme
> Verstopfung
> Schlafstörungen
> Hautprobleme
> Einlagerung von Fett, vor allem im Bauchbereich
> erhöhtes Risiko für eine Östrogendominanz
> Hitzewallungen
> andauernde Müdigkeit, Erschöpfung
> Haut- und Schleimhauttrockenheit
> Osteoporose
> erhöhtes Gebärmutter- und Brustkrebsrisiko
> Haarausfall

Wie auch bei den anderen Hormonen lassen Sie sich im Fall eines Verdachts auf Progesteronmangel von einem kundigen Arzt, Alternativmediziner oder Heilpraktiker beraten. Allerdings können nur Ärzte Rezepte für Progesteron ausstellen. Achten Sie darauf, kein synthetisches Gestagen verschrieben zu bekommen. Das wirkt oft nicht und verursacht im schlimmsten Fall auch noch größere gesundheitliche Probleme. Gestagene sind lipogen, das bedeutet, sie unterstützen die Einlagerung von Fett und Bildung von Cellulite, außerdem verstärken sie das Risiko, an Brustkrebs zu erkranken. Deshalb muss »Bioidentisches Progesteron« auf dem Rezept stehen. Bestehen Sie darauf!

Progesteron kann im Körper übrigens bei zu viel Stress in Östrogen und Cortisol umgewandelt werden. Beides macht dick und krank. Deshalb lohnt es sich in jedem Fall, den Stresslevel allgemein zu senken. Nur so klappt es mit dem Gewichtsverlust.

Testosteron

Bei Testosteron handelt es sich um das männliche Geschlechtshormon Nummer eins. *Testis* aus dem Lateinischen bedeutet »Hoden«. Allerdings produzieren auch Frauen dieses Androgen (*andro* bedeutet im Griechischen »Mann«, *gen* bedeutet »etwas hervorbringen«), vor allem in den Eierstöcken und einen kleinen Teil in der Nebennierenrinde. Im folgenden Kapitel über PCOS werden Sie lesen, was passiert, wenn Frauen zu viel davon im Körper haben.

Bei einem Mangel allerdings geht es beiden Geschlechtern weniger gut. Typische Symptome sind:

> verringerte Libido
> verringerte Fruchtbarkeit (beim Mann)
> Antriebslosigkeit
> Konzentrationsprobleme
> Depressionen
> Schwinden des Wohlbefindens
> Depressionen
> schnellere Hautalterung, Falten
> trockene Haut
> Gewichtszunahme, vor allem im Bauchbereich
> Nachlassen des Muskeltonus
> Osteoporose
> Cellulite
> Ausfall der Scham-, Achsel- und Bartbehaarung (beim Mann)

Testosteron besitzt eine anabole, sprich muskelaufbauende Wirkung. Muskeln verbrauchen auch im Ruhezustand Kalorien und schenken uns auch dadurch eine schmalere Silhouette. Das Hormon stärkt die

Die Hormone

Knochenmasse und das Muskelgewebe, reduziert die Körperfettproduktion, verstärkt Spannung und Dicke der Haut, hebt die Antriebskraft und Energieleistung, verbessert die Denkfähigkeit und Konzentration und wirkt vorbeugend gegen Depressionen und Herzerkrankungen.

Eine hohe Menge Testosteron macht Männer gern auch mal aggressiv. Obwohl im weiblichen Körper nur etwa ein Zehntel der Menge des bei Männern gebildeten Testosterons vorhanden ist, verbessert es den Sexualtrieb der Frauen und die Fähigkeit zu Orgasmen immens.

Ab etwa einem Alter von 40 Jahren lässt die natürliche Testosteronproduktion bei Frauen wie Männern nach. Das Nebennierenrindenhormon Adrenalin kann die erforderliche Energie aus den Fettzellen ohne genügend Testosteron nicht bereitstellen. Man bekommt einen sogenannten Schwimmring, sprich eine womöglich bis dahin ungekannte Ansammlung von Fett rund um den Bauch.

Der Arzt kann einen Mangel im Blut messen. Dabei sollte immer das freie Testosteron angeschaut werden, nur das ist wirklich aussagekräftig. Männer bekommen dann meist eine Depotspritze in die Muskulatur im Abstand von einigen Wochen verordnet.

Bei Frauen greift man lieber auf Gels zum Auftragen auf die Haut (am besten an Handgelenk, Bauch oder Oberschenkel) zurück, da der plötzliche Anstieg des Hormons im Blut nicht gut wäre. Ist die Dosierung zu hoch, treten Symptome wie Haarausfall, Akne und vermehrte Körperbehaarung auf. Diese verschwinden aber bei Reduktion der täglich genutzten Menge schnell wieder. Bitte besprechen Sie das mit Ihrem Arzt und setzen Sie das Präparat nicht eigenwillig ab.

Melatonin

Das Schlafhormon Melatonin ist ein wichtiger Botenstoff und ein Antioxidans. Ein Mangel lässt einen Menschen schwerer ein- und durchschlafen. Es steuert nachts die Ausschüttung des Wachstumshormons und verschiedener Sexualhormone. Und es ist maßgeblich am 24-Stunden-Rhythmus des Körpers beteiligt, der Körpertemperatur, Hormone und den Stoffwechsel tageszeitabhängig steuert.

Melatonin wird abends von der Zirbeldrüse produziert. Im Zusammenspiel mit dem natürlichen Licht draußen regelt es den Tag-Nacht-Rhythmus und damit die Ruhe- und Aktivphasen unseres Körpers. Das Problem: Mit künstlichem Licht, sprich Beleuchtung, Fernsehen, Computer, Tablets, Handys und so weiter bringen wir dieses ausgeklügelte System ordentlich durcheinander. Die sogenannte Cortisol-Melatonin-Wippe gerät außer Gleichgewicht. Durch Lichtreize und gesteigerte körperliche Aktivität geht der Cortisolwert abends nach oben, und es wird kein Melatonin gebildet. Sex behindert die Melatoninbildung allerdings nicht. Das sieht man daran, dass vor allem Männer gern oft nach dem Liebesspiel selig einschlafen.

Im Lauf des Lebens lässt die natürliche Produktion von Melatonin sukzessive nach. Das Berliner Iges Institut hat in einer Befragung herausgefunden, dass circa 34 Millionen Deutsche unter Schlafproblemen leiden. Und nicht wenige davon behelfen sich mit Schlafmitteln, oft über Jahrzehnte und mit entsprechenden Nebenwirkungen. Würden sie doch nur abends das Handy zur Seite legen und die Glotze ausmachen! Stattdessen könnte man ein Buch lesen, sich unterhalten, spazieren gehen oder andere schöne Dinge tun. Viele könnten sich so die Chemiebömbchen auf dem Nachttisch sparen.

Schlafstörungen sind lästig. Was vielen aber nicht klar ist: Sie sind auch gefährlich. Man nimmt dem Körper durch das Zuwenig an

Die Hormone

Melatonin nämlich die Chance, nachts sozusagen aufzuräumen. Melatonin ist ein Tumorkiller und es aktiviert die Telomerase (das sogenannte Unsterblichkeits-Enzym). In Versuchen mit Tieren wurde bewiesen, dass Melatonin die Lebensdauer verlängert. Und noch etwas: Ein Mangel an Melatonin macht schlichtweg dick!

Schon lange ist bekannt, dass Schichtarbeiter ein größeres Risiko haben, an Fettleibigkeit zu leiden, als Menschen mit normaler Arbeitszeit. Das ist leicht zu erklären: Melatonin synchronisiert den Stoffwechsel tageszeitabhängig. Nachts hemmt es die Ausschüttung von Insulin, erhöht dafür aber gleichzeitig die Fettfreisetzung aus den Fettzellen. Ohne Melatonin steigen tagsüber die Insulinausschüttung und die Fähigkeit der Zellen, Glukose aufzunehmen, woraus Energie erzeugt wird. Ein Melatoninmangel erhöht die Gefahr, an Diabetes Typ 2 zu erkranken. Genügend davon sorgt dafür, dass die Fettdepots schmelzen.

Wie löst man nun dieses Problem? Erstens: Machen Sie diese ganzen elektronischen Spielereien am Abend aus! Die Mails können bis zum nächsten Morgen warten. Und Facebook und Instagram machen sowieso unglücklich. Für den Fernseher gibt es mittlerweile Folien, die das blaue Licht, das für die Nichtproduktion von Melatonin verantwortlich ist, herausfiltern. Viele Handys haben einen Schlaf- oder Nachtmodus, der genau das Gleiche kann. Man kann ihn meistens individuell ein- und ausschalten oder so programmieren, dass er zum Beispiel immer um 22 Uhr an und um sieben Uhr morgens wieder ausgeht. Das Gleiche gilt für Tablets und Laptops.

Man kann das Schlafhormon auch einnehmen. Wenn Sie Melatonin als Einschlafhilfe (oder gegen Jetlag) ausprobieren möchten, versuchen Sie es zuerst mit geringen Mengen. In Studien wurden mit einer Dosierung zwischen 0,5 und zwei Milligramm gute Ergebnisse erzielt. Krebspatienten bekamen sogar zehn bis zwanzig Milligramm täglich. Auch höhere Dosen haben nachweislich keine toxische Wirkung. Es heißt, führe man Melatonin in Form von Tabletten zu, würde die natürliche Produktion gedrosselt. Wenn diese aber sowieso schon reduziert ist, was kann man da falsch machen? Nehmen Sie das Mittel circa eine halbe Stunde vor dem Einschlafen – auf keinen Fall tagsüber und wenn Sie noch Auto fahren müssen.

Wie bei allen Mitteln sollten Sie Vorsicht walten lassen. Melatonin ist ein Hormon, und deutsche Apotheken haben immer noch Probleme mit der Beschaffung. Im Internet gibt es Melatonin allerdings schon länger für jeden frei zugänglich und auch in höherer Dosierung zu kaufen. Achten Sie auf die Qualität! Bei www.biovea.de bekommt man diese zum Beispiel zu einem relativ guten Preis.

Das Wachstumshormon

Das Wachstumshormon, auch Somatotropin oder englisch Growth Hormon (GH) genannt, spielt eine herausragende Rolle bei der Entwicklung von Kindern. Aber auch für Erwachsene ist es immens wichtig. Vor allem in der Nacht sorgt es dafür, dass im Körper »aufgeräumt« wird, kleine Schäden repariert, Zellen entmüllt, Vitamine und Nährstoffe an ihre Bestimmungsorte geliefert und Abfallstoffe abtransportiert werden. Es wird in der Hirnanhangsdrüse gebildet und über das Blut sofort zu den Zellen gebracht.

Das Growth Hormon ist in den Fett-, Eiweiß- und Kohlenhydratstoffwechsel eingebunden. Die Entwässerung und die Verdauung werden von ihm unterstützt, genau wie der Muskelaufbau und der Fettabbau. Deshalb ist das Wachstumshormon für das Abnehmen unerlässlich. Außerdem ist es einer der wichtigsten Entgifter für unseren Körper.

Fehlt dieses Hormon, wacht man morgens gern mit dicken Fingern, geschwollenen Knöcheln und Paketen unter den Augen auf.

Die Hormone

Man bekommt Falten und sieht einfach alt und ungesund aus. Auch hier ist wieder das zunehmende Alter eine wichtige Komponente: Die natürlich produzierte Menge des Growth Hormons nimmt mit den Jahren ab. Wenn unser Körper aber genügend davon nachts bildet, hält uns das jung und leistungsfähig, und wir sehen dann auch so aus. Typische Symptome eines Wachstumshormonmangels sind:

> Fettansammlungen vor allem rund um Bauch und Hüften
> Gewichtszunahme
> Muskelabbau
> reduzierte Knochendichte
> erhöhtes Risiko für Osteoporose
> verstärkte Müdigkeit
> Antriebsarmut
> Ängstlichkeit bis hin zur vollständigen Isolation
> Depressionen
> veränderte Blutfettwerte
> erhöhtes Risiko für Durchblutungsstörungen der Herzgefäße
> trockene Haut

Für die ausreichende Bildung des Wachstumshormons muss genügend vom Schlafhormon Melatonin im Blut vorhanden sein. Gleichzeitig darf nur so wenig wie möglich vom Stresshormon Cortisol im Körper unterwegs sein, denn das ist der direkte Gegenspieler des Growth Hormons. Deshalb gilt hier dasselbe, was ich oben zum Gebrauch von elektronischen Medien geschrieben habe. Bei Handy, Fernseher und so weiter rechtzeitig den Stecker ziehen und entspannen!

Es gibt noch ein paar Tricks, um die Ausschüttung des Wachstumshormons zu verstärken. Je weniger Kohlenhydrate man abends zu sich nimmt, umso besser. Eiweiße hingegen, also Aminosäuren (davon gibt es insgesamt 191), sind die ideale Voraussetzung, damit genügend Wachstumshormone gebildet werden können. Bodybuilder essen da-

Das Wachstumshormon

her gern vorm Schlafengehen etwas Hühnchen, Hüttenkäse, Quark oder ein Ei. Ein bisschen Vitamin C dazu ist auch nicht schlecht.

Oder man stützt sich auf die wichtigsten Aminosäuren: L-Arginin, L-Methionin und Tryptophan. Nicht zu vergessen L-Glutamin. Das ist die am höchsten konzentrierte Aminosäure im menschlichen Körper, und sie erhöht nachweislich die Ausschüttung des Wachstumshormons. Bodybuilder nehmen bis zu 30 Gramm davon pro Tag. Das ist ein teurer Spaß und für Nichtleistungssportler ein bisschen übertrieben. Drei Gramm täglich reichen völlig aus. Man nimmt die Kapseln entweder auf leeren Magen morgens oder abends direkt vorm Schlafengehen.

All das bringt allerdings nichts, wenn in Ihrem Körper nicht genügend Schilddrüsenhormone und Selen vorhanden sind. Mehr dazu haben Sie ja schon im Kapitel »Die Schilddrüse« gelesen.

Haben Sie den Verdacht, dass Ihnen das Wachstumshormon fehlt, kann Ihr Arzt mithilfe eines Stimulationstests bestimmen, wie viel davon bei Ihnen gebildet wird. Im Fall eines tatsächlich vorliegenden Mangels kann er Ihnen Spritzen verschreiben, die man sich abends vorm Schlafengehen selbst in eine Bauchfalte spritzt. Das tut nicht weh, ist aber teuer und wird von kaum einer Krankenkasse übernommen. Außerdem warnen viele Experten davor.

Probieren Sie lieber zuerst die oben genannten Maßnahmen aus und unterstützen Sie die GH-Produktion Ihres Körpers auf natürlichem Weg. Das hat meist schon eine bessere Wirkung, als erwartet.

Rimkus

Die meisten kennen die Risiken, die orale Hormontherapien (vor allem mit Östrogenen) mit sich bringen. Es gibt unzählige Fälle von Frauen, die dadurch Brustkrebs bekommen haben. Daher sollte man prinzipiell Hormone nicht zu leichtfertig zu sich nehmen.

Dr. Volker Rimkus aus Strande in Schleswig-Holstein ist ein deutscher Frauenarzt, der für seine Patientinnen die perfekte Therapie gesucht hat. In seiner jahrzehntelangen Praxis war ihm aufgefallen, dass die Hormonersatzpräparate, die die Pharmaindustrie anbietet, kaum oder nur wenig positiven Einfluss auf das Wohlbefinden der Frauen hatten. Der Grund: Die Molekularstruktur der Medikamente stimmte nicht mit der der körpereigenen Hormone überein. Er begann, mit natürlichen, körperidentischen Hormonen zu behandeln, und hatte bei seinen Patientinnen damit sehr viel größere Erfolge als mit den konventionellen, synthetischen Medikamenten.

Die nach ihm benannte Rimkus-Methode wird heute von vielen Ärzten und Heilpraktikern in Deutschland angewandt. Eine Liste findet man auf der Website www.hormon-netzwerk.de. Hier gibt es auch eine Auflistung von Apotheken, die die benötigten Hormonpräparate auf Rezept anfertigen. Die Produktion dauert circa 14 Tage, weil jedes Präparat auf den Patienten persönlich zugeschnitten ist. Private Krankenkassen übernehmen die Kosten dafür meist. Bei den gesetzlichen Kassen muss man sich zuvor erkundigen.

ZUSAMMENFASSUNG:

> Hormone sind die wahren Herrscher in unserem Körper.
> Sie können uns jung, wach, gut gelaunt und aktiv werden lassen.
> Aber sie machen auch müde, schwach, aggressiv und träge.

> DHEA wird auch das Jugendlichkeitshormon genannt.
> Es wird als Reservoir im Körper benutzt, um daraus andere Hormone zu bilden.
> Es ist unter anderem dafür verantwortlich, dass Fett in Energie umgewandelt wird.

> Östrogen ist das Weiblichkeitshormon schlechthin.
> Zu viel Östrogen allerdings erzeugt Muskelabbau, Wassereinlagerungen und erhöht das Risiko, an Krebs zu erkranken.
> Mittlerweile haben auch Männer zu viel davon im Körper, was zu Männerbrüsten und einem Bierbauch führen kann.

> Progesteron sorgt für inneren Frieden, lässt einen bestens schlafen und schwemmt das Wasser aus dem Körper.
> Ein Mangel geht meist mit einer Östrogendominanz einher.

> Testosteron ist zwar das Männerhormon Nummer eins, aber auch Frauen brauchen es dringend.
> Es verbessert die Libido, die Stimmung, den Muskeltonus und den Fettabbau.
> Ab etwa Mitte 40 verringert sich die natürliche Produktion bei Frauen wie bei Männern.
> Mithilfe von Testosteronspritzen bei Männern und Testosterongels oder -cremes kann Abhilfe geschaffen werden.

Die Hormone

> Melatonin steuert den Wach-Schlaf-Rhythmus des Menschen.

> Es sorgt dafür, dass nachts Fettdepots gelehrt werden.

> Spätes Fernsehen und Handynutzung drosseln die Produktion.

> Ein langfristiger Mangel ist unter anderem für eine Gewichtszunahme verantwortlich.

> Das Wachstumshormon oder Growth Hormon sorgt nachts für die Reparatur der Zellen. Es unterstützt den Fettabbau und Muskelaufbau.

> Es ist direkt vom Vorhandsein des Schlafhormons Melatonin abhängig.

> Ein Mangel macht den Menschen dick, schwach und mindert seine tägliche Leistungsfähigkeit.

> Die Rimkus-Methode ist eine Therapie mit natur- und bioidentischen Hormonen, die der Molekularstruktur körpereigener Hormone gleicht und daher wirksam und nebenwirkungsfrei ist.

Das Polyzystische Ovarialsyndrom (PCOS)

Sind Sie weiblich, im gebärfähigen Alter – also zu jung für die Wechseljahre – und haben Sie schon lange Ihre Regel nicht mehr bekommen? Oder versuchen Sie schon seit Monaten, wenn nicht gar Jahren verzweifelt, schwanger zu werden? Und zu all dem kommen noch diese nervigen Kilos hinzu? Aber Ihr Frauenarzt sagt: Das ist nichts Schlimmes. Das ist ganz normal!

Zu Ihrer Beruhigung kann ich Ihnen versichern: Es geht ganz vielen Frauen so. Aber der Arzt hat leider unrecht, wenn er sagt, dass das unbedenklich ist. Denn für diesen Zustand gibt es einen Namen. PCOS oder Polyzystisches Ovarialsyndrom. Ich finde, Syndrom hört sich immer so an, als ob es nicht so dramatisch wäre. Trotzdem muss man sagen, dass diese Krankheit – auch wenn sie nicht lebensbedrohlich ist – das Leben der betroffenen Frauen stark beeinflussen kann, vor allem wenn ein Kinderwunsch vorhanden ist. Viele Beziehungen zerbrechen, wenn es nichts wird mit dem Schwangerwerden. Frauen wie Männer beginnen, an sich zu zweifeln, und probieren immer verrücktere Methoden aus, um vielleicht doch noch ein Kind zu bekommen. Dabei ist die Lösung – wenn PCOS vorliegt – so einfach.

Im Schnitt müssen Betroffene zwei Jahre und drei Ärzte hinter sich bringen, bis einer die rettende Diagnose stellt. Bis zu 70 Prozent der betroffenen Frauen, so schätzen Experten, wissen nichts von ihrer Erkrankung, trotz eindeutiger Symptome. Und selbst wenn sie erfahren, was sie haben, werden sie damit oft sich selbst überlassen.

Die Experten wissen auch nicht genau, wie viele Frauen unter PCOS leiden: Die Angaben schwanken zwischen einer Millionen und fünf bis zehn Prozent aller Frauen in Deutschland, was allein schon zwei bis vier Millionen wären. Wahrscheinlich ist die wirkliche Zahl noch viel höher. Man muss sich nur den Run auf die Kinderwunschpraxen anschauen ...

Fest steht, dass die ersten Symptome schon früh auftreten können, und zwar zwischen dem zehnten und 25. Lebensjahr. Bis ins hohe Alter sind Frauen von den Auswirkungen der Krankheit betroffen.

Doch woran erkennt man diese Krankheit? Für die Diagnose PCOS müssen mindestens zwei dieser drei Schlüsselfaktoren vorhanden sein:

> Zysten in der Gebärmutter (verkapselte Eizellen)
> erhöhter Spiegel männlicher Sexualhormone (Testosteron)
> unregelmäßige oder ausbleibende Regelblutungen

Es gibt aber noch mehr Symptome:

> starke Behaarung am Körper und/oder im Gesicht
> Haarausfall (auf dem Kopf)
> Akne
> fettige Haut
> Pigmentstörungen
> Übergewicht (vor allem in der Mitte des Körpers, an Bauch und Hüfte)
> unerfüllter Kinderwunsch
> Insulinresistenz (eine Art Vorstufe von Diabetes)
> Depressionen
> Angstzustände
> Stimmungsschwankungen
> ständige Müdigkeit/Erschöpfung

> Schlafstörungen
> Hitzewallungen
> Verdauungsprobleme
> geschwächte Libido

Viele dieser Beschwerden ähneln allerdings auch einer Nebennieren-schwäche oder Schilddrüsenproblemen. Lassen Sie das im Zweifel abklären. PCOS kommt aber auch gerne im Doppelpack oder sogar im Trio mit diesen gesundheitlichen Problemen (siehe Kapitel »Die Schilddrüse« und »Die Nebennieren«). Ganzheitlich arbeitende Ärzte oder Heilpraktiker kennen sich damit aus.

Was passiert im Körper?

Das Polyzystische Ovarialsyndrom ist die Folge einer nicht ausgewo-genen körpereigenen Hormonproduktion der Frau und ist meist ver-erbt. Es werden zu viele männliche Hormone, sogenannte Androgene, gebildet. Der Körper ist nicht mehr in der Lage, das Zuviel an Testo-steron in Östrogen umzuwandeln. Daraus resultieren Symptome wie ein verstärkter Haarwuchs im Gesicht oder Akne und fettige Haut. Der Eisprung ist unregelmäßig.

Außerdem reagieren die Körperzellen bei PCOS weniger empfind-lich auf Insulin. Die Bauchspeicheldrüse produziert daher immer mehr davon, was auf lange Sicht, und wenn diese Insulinresistenz unbehandelt bleibt, unweigerlich zu Diabetes führt. Insulin fördert zusätzlich die Produktion männlicher Hormone – auch bei Frauen. Außerdem sorgt es dafür, dass die aus der Nahrung gewonnene Ener-gie in Fettdepots gespeichert wird, anstatt verbrannt zu werden. So kommt es zur Gewichtszunahme.

Das Polyzystische Ovarialsyndrom (PCOS)

Die Ursache

Bisher ist nicht geklärt, woher diese hohe Zahl der betroffenen Frauen mit PCOS kommt und warum sich diese Krankheit heute wie eine Epidemie in der westlichen Gesellschaft ausbreitet. Manche Experten vermuten, dass es etwas mit den veränderten Lebensbedingungen zu tun hat: eine Mischung aus Stress und Schadstoffbelastungen. Mehr zum Thema Entgiftung lesen Sie in Kapitel »Umweltgifte«.

Die Folgen

Wie schon beschrieben, ist es für Betroffene ein großes Problem, schwanger zu werden und abzunehmen. Etwa 50 bis 70 Prozent der Frauen mit PCOS leiden unter einer Insulinresistenz. Mehr als die Hälfte der Frauen mit PCOS entwickeln vor ihrem 40. Lebensjahr Diabetes. Frauen mit PCOS haben ein vier bis sieben Mal höheres Risiko, einen Herzinfarkt zu bekommen, als Frauen im gleichen Alter ohne PCOS. Auch Depressionen und Stimmungsschwankungen stehen in direktem Zusammenhang mit Hormonschwankungen und einer Insulinresistenz. Zudem steigt die Gefahr einer Gebärmutterkrebserkrankung.

Was kann man gegen PCOS tun?

Viele Ärzte verschreiben als Reaktion auf eine PCOS-Diagnose die Antibabypille. Mit mäßigem Erfolg. Da der Hormonhaushalt ja schon ordentlich durcheinander ist, macht es wenig Sinn, mit weiteren syn-

Was kann man gegen PCOS tun?

thetischen Hormonbomben dazwischenzugehen. Sinnvoller ist es, den Körper wieder in Balance zu bringen.

Ernährung

Im Allgemeinen rät man PCOS-Erkrankten, möglichst Kohlenhydrate zu meiden. Das erleichtert das Abnehmen und ist wirksam bei einer Insulinresistenz. Die New Yorker Hormonexpertin Alisa Vitti, selbst PCOS-Betroffene, hingegen warnt explizit davor, »Carbs« ersatzlos vom Speiseplan zu streichen und nur Fett und Eiweiß zu sich zu nehmen: »Sie können nicht eine Lebensmittelgruppe komplett auslassen. Das ist der Grund, warum Sie immer hungrig sind und am Ende Chips und Cracker in sich reinstopfen.« Sie empfiehlt, zu jeder Mahlzeit eine Portion komplexe Kohlenhydrate wie Quinoa, braunen Reis oder Süßkartoffeln (natürlich nicht als Pommes!) zu sich zu nehmen. Zum Frühstück verschreibt sie ihren Patienten gesundes Eiweiß (z. B. Eier, Biolachs), Fett (z. B. aus Avocados anstatt Speck) und Gemüse. Letzteres füllt den Magen, sodass man bis zum Mittagessen in kein Hungerloch fällt. Als Snack für den Nachmittag schlägt sie Mandeln vor. Es ist wichtig, dem Körper nährstoffreiche Nahrung zu bieten, keine Fertiggerichte, sondern Essen, das die Natur uns schenkt – nicht bunt Verpacktes aus dem Supermarkt mit Hunderten Inhaltsstoffen.

LEINSAMEN

Leinsamen haben sich bei PCOS als hilfreich erwiesen. Erstens sind die Ballaststoffe (davon essen die meisten von uns leider viel zu wenig) gut für den Darm und die Verdauung. Zweitens enthalten die kleinen braunen Körnchen pflanzliche Lignane, die helfen, die oft vorherrschende Östrogendominaz zu drosseln. Man kann Leinsamen in Form

Das Polyzystische Ovarialsyndrom (PCOS)

von Crackern (aus dem Bioladen) zu sich nehmen, sie in Flüssigkeit (Wasser oder Pflanzenmilch) einweichen und morgens wie Porridge essen oder über den Salat streuen. Man sollte unbedingt viel dazu trinken und die Menge langsam steigern, wenn man bisher nicht so viele Ballaststoffe zu sich genommen hat. Sonst gibt es erst mal das Gegenteil von einer guten Verdauung.

Ganz wichtig, und das gilt eigentlich immer: Essen Sie regelmäßig! Mahlzeiten auszulassen verlangsamt Ihren Stoffwechsel, stresst Sie und Ihren Körper, macht schlechte Laune, Heißhunger und am Ende ein Plus auf der Waage – und genau das wollen wir ja nicht.

KEIN KAFFEE!

Wahrscheinlich werden Sie mich jetzt umbringen wollen. Aber es ist ja nicht meine Idee, sondern auch eine Empfehlung von Alisa Vitti: Streichen Sie den Kaffee! »Koffein verstärkt die Produktion der Zysten im Eierstock um ein Tausendfaches«, sagt Vitti. »Das macht alles nur noch schlimmer.« Ihr Vorschlag für eine sanfte Entwöhnung: In der ersten Woche trinken Sie als Ersatz schwarzen Tee, danach sieben Tage grünen Tee. Das verringert die Entzugssymptome wie Kopfweh, Übelkeit, Schwindel – und den Trennungsschmerz. Danach sind Sie weg von der Droge Kaffee. Tun Sie sich den Gefallen. Sie bekommen auch etwas dafür: Keine Müdigkeitslöcher mehr gegen 15 Uhr, mehr Energie über den ganzen Tag, bessere Haut und und und. Sie werden erstaunt sein, wie gut es Ihnen ohne die tägliche Ration Kaffee geht und wie schnell man sich daran gewöhnt, morgens, mittags, im Café, nach dem Abendessen im Restaurant und bei Freundinnen etwas anderes zu trinken. Genau wie der angebliche gesellschaftliche Zwang, bei gewissen Ereignissen Alkohol zu trinken, sind auch Latte macchiato, Espresso und Cappuccino durchaus verzichtbar. Der ausschlaggebende Maßstab ist nur die eigene Einstellung. Und laut Alisa Vitti sollte man auf Alkohol im besten Fall sowieso verzichten.

Als Ersatz können Sie auf Wasser oder sämtliche Kräutertees, allen voran Pfefferminztee, zurückgreifen. Nachgewiesenermaßen senkt dieser Tee die Androgene, also die männlichen Hormone. Grüner Tee erhöht die Stoffwechselrate und wirkt antientzündlich.

APFELESSIG

Apfelessig hilft, den Blutzucker zu senken, und verbessert die Insulinsensitivität. Mischen Sie einen Teelöffel organischen, naturtrüben Apfelessig in ein Glas stilles Wasser und trinken Sie es zu Mahlzeiten mit stärkehaltigen Lebensmitteln.

NAHRUNGSERGÄNZUNGSMITTEL

Alisa Vitti verordnet ihren Patientinnen neben regelmäßigem Essen und Kaffeeabstinenz auch kleine Helferlein: einen Vitamin B-Komplex, dazu extra Vitamin B 6 (über die B-Vitamine und ihre Wirkung lesen Sie mehr im Kapitel über Vitamin-/Mineralmängel).

Wichtig sind auch folgende Stoffe:

> **Magnesium** ist an der Regulierung des Insulin- und Blutzuckerspiegels maßgeblich beteiligt.
> **Zink** ist zusätzlich unabdingbar für die Schilddrüsenfunktion.
> **Chrom** wird bei erhöhtem Stress und Kohlenhydratkonsum vermehrt verbraucht.

Ein Mangel an Chrom steht in direktem Zusammenhang mit Diabetes beziehungsweise einer Insulinresistenz. Das Spurenelement ist an der Regulierung des Blutzucker- und Insulinspiegels beteiligt. Eine Gabe von 200 bis 400 Milligramm Chrom-Picolinat pro Tag trägt zusätzlich zu einem merklichen Fettabbau bei – das haben Studien ergeben. Die Einnahme von Chrom wird meist zusammen mit Zimt empfohlen.

Das Polyzystische Ovarialsyndrom (PCOS)

Eigentlich kennen wir Zimt aus der Weihnachtsbäckerei. Aber das Gewürz kann noch so viel mehr, als Zimtsterne zu dem zu machen, was sie sind. Zimt hat einen positiven Einfluss auf Blutzucker- und Blutfettwerte, die Insulinsensitivität und auf das Körpergewicht. Aber bitte lieber zu Kapseln greifen als zu den oben genannten Plätzchen. Da ist einfach zu viel Zucker drin...

Omega-3-Fettsäuren aus Fisch- oder Krillöl (oder veganem DHA-Öl) verbessern ebenfalls nachweislich die Insulinsensitivität, senken den Blutzuckerspiegel sowie den Cholesterinwert im Blut. In einer iranischen Studie aus dem Jahr 2012 mit 64 übergewichtigen PCOS-Patientinnen nahm sogar die Insulinresistenz unter der Gabe von Omega-3-Fettsäuren ab.

Resveratrol ist ein Antioxidans, das in Erdnüssen, Pistazien, dunkler Schokolade, Blaubeeren, Himbeeren und dunklen Trauben vorkommt. Es wird auch für den positiven Einfluss von Rotwein auf die Herzgesundheit verantwortlich gemacht. In einer im Oktober 2016 im *Journal of Clinical Endocrinology and Metabolism* veröffentlichten Studie wurde PCOS-Patientinnen drei Monate lang Resveratrol verabreicht, was dazu führte, dass ihre vormals erhöhten Testosteron- und DHEA-Werte signifikant sanken. Ganz im Gegensatz zu den Werten der Patientinnen, die nur ein Placebo bekommen hatten. Das Ergebnis lässt darauf schließen, dass Resveratrol sowohl einen positiven Einfluss auf die Eierstöcke als auch auf die Nebennieren hat. Wer sich jetzt voller Vorfreude eine Flasche Rotwein aufmachen möchte, dem sei gesagt: Um solch eine Wirkung zu erzielen, müsste man über 100 Flaschen davon pro Tag trinken. Daher lohnt sich auch hier der Griff zur Kapsel.

Wenn Sie unter einer Östrogendominanz leiden, ist **DIM** (oder Diindolylmethan) eventuell das richtige Mittel. Die Substanz entsteht bei der Verstoffwechselung des Pflanzenstoffs Indol-3-Carbinol, der wiederum in Kohlgemüsen und Kreuzblütlern wie Rotkohl, Brokkoli, Rosenkohl, Kresse, Senf, Rucola usw. enthalten ist. DIM beeinflusst die Leber so, dass das Zuviel an Östrogen im Körper in eine inaktive Östrogenform umgewandelt wird. Ein erhöhter Testosteronspiegel wird ebenfalls mit der Hilfe von DIM nach unten reguliert. Zudem ist DIM entzündungshemmend.

Da DIM hitzeempfindlich ist und man die meisten Kohlsorten eher gekocht als roh ist, sollte man auf Kapseln zurückgreifen.

Regenaplex
Die kleinen Fläschchen mit der durchsichtigen Flüssigkeit (ab ca. 9 Euro pro 15 Milliliter) sind homöopathische Komplexmittel, die Pflanzenextrakte, Mineralien und auch tierische Substanzen (Vorsicht, Veganer und Vegetarier!) enthalten und in einer Art Baukastensystem aufgebaut sind. Seit mehr als 45 Jahren werden sie erfolgreich eingesetzt, um die oben beschriebenen Symptome zu bekämpfen. Die Aufnahme im Körper beginnt bereits im Mund durch die Schleimhaut. Daher ist es gut, die Tropfen einige Zeit im Mund zu lassen, bevor man sie schluckt.

Bei PCOS hat sich als hilfreich folgende Kombination erwiesen:

> Nr. 51a für die Nieren
> Nr. 21a für den Unterleib
> Nr. 49a für den Unterleib
> Nr. 23b für den Unterleib und speziell bei PCOS
> Nr. 62a für den Darm
> Nr. 111a für den Unterleib
> Nr. 81aN für die Galle
> Nr. 33/5 für die Bauchspeicheldrüse

Die ersten vier Mittel nehmen Sie morgens oder über den Vormittag in einem Glas Wasser, jeweils acht Tropfen. Die letzten vier Regen-

Das Polyzystische Ovarialsyndrom (PCOS)

aplexe am Nachmittag oder Abend in gleicher Weise. Manche bemerken relativ schnell eine Wirkung, bei anderen dauert es ein paar Tage oder Wochen. Regenaplexe sind aber eine sichere Behandlungsmethode ohne bekannte Nebenwirkungen, daher sind die Tropfen einen Versuch wert. Wenn Ihnen die Wirkung am Anfang zu stark ist, reduzieren Sie die Dosis so, dass Sie sich damit wohlfühlen, und steigern Sie sie langsam in Ihrem Tempo.

Medikamente

Ärzte verschreiben bei PCOS und einer Insulinresistenz gern Metformin. Schauen Sie lieber nicht ins Internet. Da findet man unzählige Schauergeschichten zu dem Medikament. Ganz so schlimm ist es meiner Meinung nach aber nicht. Allerdings gibt es einiges zu beachten.

Metformin lässt das Insulin besser wirken, bekämpft also direkt die Insulinresistenz, unter der die meisten PCOS-Patienten leiden und die sie unkontrolliert zunehmen lässt. Außerdem hemmt es die Neubildung von Glucose in der Leber und die Aufnahme von Kohlenhydraten im Darm. So viel zum Positiven.

Metformin kann aber auch zu Nierenschäden, zu katastrophaler Übelkeit, Durchfällen und zu Vitamin-B12-Mangel führen. Wenn Sie also unter geschädigten Nieren leiden, sollte Metformin ein No-Go für Sie sein. Gegen die Bauchschmerzen und seine unschönen Folgen kann man hingegen etwas tun. Erstens: Probieren Sie unterschiedliche Firmen aus (z. B. Hexal, Stada, 1A Pharma usw.). Obwohl der Wirkstoff immer der gleiche ist, macht das eine Produkt größere Probleme, das andere womöglich gar keine. Das liegt meist an den Füllstoffen wie Laktose, Cellulose, Stärke oder Saccharose, die der eine gut, der andere gar nicht verträgt.

Zweitens: Nehmen Sie die Tabletten immer (!) zum oder direkt nach dem Essen, auf keinen Fall auf nüchternen Magen. Das kann sonst ganz schnell zu bösen, überfallartigen Toilettenbesuchen führen. Ich spreche aus eigener Erfahrung. Probieren Sie aus, mit welcher Menge Sie problemlos einsteigen können, und steigern Sie die verordnete Dosis langsam.

Und als Drittes: Unterstützen Sie Ihren Körper mit Bittertropfen (z. B. Amara-Pascoe). Diese sorgen dafür, dass Ihr Magen mehr Magensäure bildet, was ihn vor dem aggressiven Medikament schützt. Prinzipiell sollte man vor jedem schweren Essen zur Unterstützung der Verdauung solche Tropfen nehmen, da in unserem Essen kaum mehr Bitterstoffe vorhanden sind. Die brauchen wir aber dringend, da Bitterstoffe die Produktion von Gallensaft anregen, ohne den keine Verdauung möglich ist. Verweigern Sie sich gegenüber Protonenpumpenhemmer-Rezepten, z. B. Omep oder Pantropazol. Die bewirken genau das Gegenteil, das heißt, es wird weniger Magensäure gebildet. So zerstören Sie auf die Dauer Ihre Darmflora. Das Drama wieder zu beseitigen dauert Jahre und ist eine Sisyphos-Arbeit. Ersparen Sie sich das!

Nach einiger Zeit der Metformin-Einnahme stellt sich häufig ein Vitamin-B12-Mangel ein. Das liegt wahrscheinlich daran, dass durch den Wirkstoff von Metformin Belegzellen im Darm angegriffen werden, die ein für die Aufnahme von Vitamin B12 notwendiges Protein bilden. Testen Sie den Wert regelmäßig beim Arzt und lassen Sie sich am besten regelmäßig mit Infusionen helfen. Alternativ funktioniert auch die orale Gabe, allerdings in hohen Dosen von mindestens 1000 Mikrogramm mehrmals pro Tag. Am meisten davon kommt in Ihrem Körper an, wenn Sie die Tabletten langsam im Mund zergehen lassen und der Wirkstoff schon über die Mundschleimhaut aufgenommen werden kann.

Myo-Inositol

Das weiße Pulver, das meist in kleinen Portionsbeuteln verkauft wird (z. B. unter den Markennamen Clavella und Inofolic, jeweils mit Folsäure), ist eine natürliche Substanz, die in tierischen und pflanzlichen Geweben vorkommt. Als sekundärer Botenstoff spielt Myo-Inositol in den Körperzellen eine wichtige Rolle. Es regt die Körperzellen an, Insulin einzulagern. Dadurch sinkt der Insulinspiegel im Körper, und der Hormonhaushalt kann sich stabilisieren.

Viele Nutzerinnen berichten von einer Verbesserung folgender Symptome: Der Hautzustand normalisiert sich, der verstärkte Haarwuchs im Gesicht geht zurück, das Gewicht sinkt, die Regel setzt wieder ein, und einige werden unter der Einnahme sogar schwanger. Man kann Clavella oder Inofolic auch zusammen mit Metformin nehmen.

Am besten mischt man den Inhalt eines Beutels morgens und abends vor der Mahlzeit mit stillem Wasser, lässt es kurz stehen, rührt noch einmal um und trinkt es dann.

Beide Produkte sind frei verkäuflich, sprich ohne Rezept erhältlich. Im Internet, zum Beispiel unter www.medizinfuchs.de, bekommt man sie recht günstig.

Sport

Studien beweisen, dass Bewegung die Ergebnisse von Untersuchungen mit PCOS-Betroffenen verbessert. Und zwar erheblich. Also, raffen Sie sich auf! Das bedeutet nicht, dass Sie morgen gleich einen Marathon laufen müssen. Beim Sport wird Glucose im Körper abgebaut und die Insulinresistenz der Skelettmuskelzellen vermindert. Gehen Sie Walken, fahren Sie Fahrrad oder machen Sie Muskeltraining. Jede Art von Bewegung zählt.

Da PCOS mit einer erhöhten Stresssituation für Ihre Nebennieren (mehr dazu im Kapitel »Nebennieren«) einhergeht, sollten Sie sich dabei genau beobachten. Übertreiben Sie es mit der Intensität, werden Sie nicht schlank und fit, sondern mit der Zeit erschöpft und dick. Daher passen Sie die Dauer und Anstrengung Ihrer aktuellen körperlichen Verfassung an. Vielleicht sind ein, zwei Runden Nordic Walking pro Woche für Sie genug. Und dazu noch ein paar Sit-ups und Ausfallschritte zu Hause vorm Fernseher. Auch wenn Ihre Freundin stundenlang joggen gehen kann und dazu noch jede Menge Zumba-Kurse im Fitnessstudio absolviert – vergleichen Sie sich nicht. Was Ihnen guttut, ist genau das Richtige für Sie.

ZUSAMMENFASSUNG:

> Frauen mit PCOS haben Probleme, ihr Gewicht zu halten beziehungsweise abzunehmen.
> Man nimmt vor allem rund um den Bauch und die Hüfte zu.
> Dazu kommen Unfruchtbarkeit, Stimmungsschwankungen, Haarausfall usw.
> Eine Therapie aus Bewegung, Nahrungsumstellung und gezieltem Einsatz von Medikamenten bzw. Nahrungsergänzungsmitteln hilft gegen PCOS.

Mineralien-, Vitamin- und Eiweißmängel

Wir haben heutzutage Essen im Überfluss. Zum ersten Mal in der Menschheitsgeschichte leiden mehr Menschen an Übergewicht, als es Hungernde auf der Welt gibt. Man könnte meinen, dass gerade wir in den westlichen Ländern damit auch mit allem versorgt sind, was der Körper zum Funktionieren braucht. Aber viel Essen bedeutet nicht gleichzeitig viel »nutzbarer Inhalt«. Das meiste, was wir zu uns nehmen, besteht nur aus leeren Kalorien. Bei Pizza, Burger, Kuchen und Süßigkeiten ist das einleuchtend. Aber auch Gemüse, Obst und Vollkorn liefern nicht mehr die Nährstoffe, die wir so dringend brauchen, um zu denken, uns zu bewegen, zu reagieren, Wissen zu verarbeiten, zu heilen, uns zu regenerieren – einfach zu leben. Die Böden sind ausgelaugt, werden ohne Pausen bewirtschaftet, meistens mit Monokulturen. (Über die Düngemittel und ihre Auswirkungen lesen Sie mehr im Kapitel »Umweltgifte«.)

Das Institut für Umweltmedizin in Rostock hat untersucht, wie sich der Nährstoffgehalt bestimmter Lebensmittel durch die industrielle Verarbeitung, lange Transportwege und Lagerzeiten in den letzten 20 Jahren verändert hat:

ÄPFEL:

80 % weniger Vitamin C

BANANEN:

12 % weniger Calcium
13 % weniger Magnesium
84 % weniger Folsäure
92 % weniger Vitamin B6

ERDBEEREN:

67 % weniger Vitamin C

KARTOFFELN:

70 % weniger Calcium
33 % weniger Magnesium

BROKKOLI:

68 % weniger Calcium
25 % weniger Magnesium
52 % weniger Folsäure

Und das ist jetzt nur ein kurzer Ausschnitt aus der Studie. Bei Erdbeeren an Weihnachten aus Chile, die auf unseren Desserttellern landen, wundern uns solche Zahlen nicht. Aber es betrifft eben auch heimische Früchte und Gemüsesorten, und es mangelt mittlerweile an dem, was uns so guttut: die unverwechselbare Zusammensetzung an Nährstoffen, Vitaminen, Mineralstoffen und Spurenelementen, die unser Körper so dringend braucht. Deshalb ist es manchmal unabdingbar zu supplementieren, sprich, die fehlenden Stoffe in Pulver-, Tabletten- oder Kapselform zusätzlich zu sich zu nehmen. Viele schrecken davor zurück, weil sie in den Medien immer wieder Horrormeldungen über »synthetische Vitamine« lesen.

Mineralien-, Vitamin- und Eiweißmängel

Fakt ist: Die Natur macht's immer besser! Einen Apfel kann man in der Zusammensetzung seiner Vitamine, Enzyme und Ballaststoffe nicht übertreffen. Aber wenn die frischen Lebensmittel der Supermärkte oder Bioläden nicht mehr hergeben, wonach unsere Zellen verlangen, muss man eben schauen, woher man das Fehlende bekommt.

Sicher gibt es immense Qualitätsunterschiede bei synthetischen Vitaminen und Mineralien. Je weniger Füllstoffe in den Mitteln sind, desto besser. Im Allgemeinen bringen die niedrig dosierten Produkte aus Supermärkten und Drogerien wenig im Kampf gegen einen echten Mangel. Auch Kombipräparate, wie zum Beispiel Multivitamin-Komplexe, machen bis auf einige wenige Ausnahmen keinen Sinn.

Und wie bei allem im Leben gilt auch hier: Zu viel ist nicht gut und kann gegebenenfalls sogar gefährlich werden. Besprechen Sie die Einnahme am besten mit einem Arzt oder Heilpraktiker und lassen Sie regelmäßig im Blut checken, wie der aktuelle Stand ist. Nach einer Phase der Hochdosierung kann man bald auf eine Erhaltungsdosis wechseln, die den sich ändernden Lebensphasen immer wieder angepasst wird. In Zeiten von viel Stress, wenn man vermehrt sportliche Leistungen bringen möchte, schwanger ist, abnehmen möchte (was auch als eine Art Stress und Hochleistung angesehen werden kann), braucht der Körper eben mehr von allem.

Wichtig ist im Vorfeld, die Ursache für den Mangelzustand abzuklären. Ein Blutbild reicht da meist schon aus, und Sie haben Gewissheit. Ich kann Ihnen versprechen, dass Sie den Unterschied spüren werden, wenn Sie die fehlenden Stoffe auffüllen. Der Körper, Ihre Psyche und die Seele werden es Ihnen danken.

Bevor man allerdings loslegt, sollte man das Prinzip verstehen. Enzyme, Hormone, Botenstoffe, Organe, Zellen – all das braucht die richtigen Zutaten, um gebildet zu werden, zu arbeiten, zu regenerieren, zu kommunizieren. In unserem Körper greift alles ineinander. Und so ist es auch bei den Stoffen, die für eine einwandfreie Funktion

Mineralien-, Vitamin- und Eiweißmängel

unabdingbar sind. Ist das eine nicht vorhanden, kann das andere nicht hundertprozentig wirken.

Deshalb nutzt es nichts, eine Sache zu nehmen und auf Wunder zu hoffen. Auch hier gilt: Schauen Sie sich das große Ganze an und holen Sie sich fachmännischen Rat. Wenn Sie nach der Lektüre der nächsten Seite das Gefühl haben, es könnte Ihnen etwas fehlen, lassen Sie es beim Arzt testen. Und kombinieren Sie clever.

Hier nun einige Vitamine, Mineralien und lebenswichtige Stoffe, an denen es vielen Menschen mangelt.

B-Vitamine

Liz hatte viel Stress im Job. Frühes Aufstehen. Flüge durch ganz Deutschland. Mal hier ein Brötchen im Stehen, mal da ein lascher Salat im Vorbeigehen. Nicht nur, dass sie das Gefühl hatte, ihr Stoffwechsel würde förmlich einschlafen, auch der Rest ihres Körpers schien praktisch immer mehr komatös erschöpft. Sie ging zum Arzt, und im Blutbild sah dieser sofort das Problem: Liz hatte ihre Vitamin-B-Reserven so gut wie aufgebraucht. Eine Infusion mit einem ausgewogenen Komplex fühlte sich für sie an, als ob jemand den Schalter umgelegt hätte. Ihr Kopf wurde klar, das System schien wieder anzulaufen. Sie bekam sogar Lust auf Sport. Und schließlich konnte sie mit den stressigen Anforderungen ihres Alltags besser umgehen, was die vormals häufigen Fressattacken zur Seltenheit werden ließ. Sie ergänzt ihre Ernährung mit einem hochdosierten Vitamin-B-Komplex bestehend aus Vitamin B1, B2, B3, B5, Biotin und Folsäure. Vitamin B6 und B12 supplementiert sie extra etwas höher dosiert, weil ihr davon am meisten fehlte. Alle paar Monate lässt sie beim Arzt ihre Werte prüfen.

Als B-Vitamine wird eine Gruppe von acht Vitaminen bezeichnet, deren Funktionen in engem Zusammenhang stehen. So ist es ratsam, nicht nur ein fehlendes B-Vitamin zu substituieren, sondern immer auch die unterstützenden Vitamine dieser Gruppe dazuzunehmen. Im Allgemeinen kann man sagen, dass die verschiedenen B-Vitamine auch unterschiedliche Funktionen für den Stoffwechsel und für das Nervensystem haben. In Zeiten von erhöhtem Stress und Druck, bei Krankheit, Schwangerschaft oder überdurchschnittlichem Training, in der Stillzeit und im Wachstum kann es zu Mangelzuständen an B-Vitaminen kommen.

DIE B-VITAMINE IM EINZELNEN:

Vitamin B1 – Thiamin
Wird gebraucht für die Energiegewinnung aus der Nahrung und die Funktionsfähigkeit des Nervensystems.
Ein Mangel führt u.a. zu Schlafstörungen, Appetitlosigkeit, Übelkeit, Muskelschwund, neurologischen Störungen, Wadenkrämpfen. Der Konsum von Kohlenhydraten und Alkohol erhöht den Bedarf; fettreiche Kost senkt ihn.
Enthalten in Hefe, Gemüse, Getreide, Innereien und Kartoffeln.

Vitamin B2 – Riboflavin, Laktoflavin
Wird gebraucht für den Abbau von Eiweißen und Fett. Es schützt die Augenlinse und die roten Blutkörperchen, erhält die Schleimhäute, Haut und Nägel gesund und widerstandsfähig. Vitamin B2 kurbelt den Stoffwechsel an, unterstützt den Aufbau der Schilddrüsenhormone und sorgt für die Bereitstellung der beim Sport benötigten Energie.
Ein Mangel führt u.a. zu eingerissenen Mundwinkeln, allgemeiner Abgeschlagenheit, Hautveränderungen, Wachstumsstörungen und Blutarmut.

Mineralien-, Vitamin- und Eiweißmängel

Enthalten in Getreide, Hefe, Hülsenfrüchten, Käse, Milch, Innereien, grünem Blattgemüse.

Vitamin B3 – Niacin, Nicotinsäure
Wird gebraucht für die Bildung/Reparatur von Gewebe, Muskeln und Zellen und zur Energiegewinnung aus Fetten, Eiweißen und Kohlenhydraten. Vitamin B3 senkt außerdem die Blutfettkonzentration.
Ein Mangel führt u.a. zu Durchfall, Demenz und rauer Haut (»Pellagra«).
Enthalten in Geflügel, Fleisch, Fisch, Eiern, Milchprodukten, Kartoffeln, Pilzen, Bananen, Kaffee.

Vitamin B5 – Pantothensäure
Wird gebraucht für einen reibungslosen Fett-, Kohlenhydrat- und Eiweißstoffwechsel, für die Wundheilung und ein funktionierendes Immunsystem.
Ein Mangel führt u.a. zu Dauermüdigkeit, Konzentrationsschwierigkeiten, Magen-Darm-Beschwerden, Schlafstörungen, einem geschwächten Immunsystem und Wundheilungsstörungen.
Enthalten in Leber, Niere, Hefe, Hering, Eigelb, Hülsenfrüchten, Pilzen, Blumenkohl.

Vitamin B6 – Sammelbezeichnung für Pyridoxin, Pyridoxamin, Pyridoxal
Wird gebraucht für die Bildung von Aminosäuren und den Eiweißstoffwechsel. Je höher der Eiweißkonsum, desto mehr steigt der Bedarf für Vitamin B6.
Ein Mangel führt u.a. zu aufgesprungenen Lippen, eingerissenen Mundwinkeln, Durchfall, Erbrechen, Schlafstörungen, Depressionen.
Enthalten in Getreide, Bananen, Hefe, Innereien, Gemüse, Eier und Milch.

Vitamin B7 – Biotin

Wird gebraucht für schöne Haut, Haare und Fingernägel, aber auch für sämtliche Stoffwechselprozesse.

Ein Mangel führt u. a. zu rissiger Haut, Haarausfall und brüchigen Nägeln. Außerdem Übelkeit, Erbrechen, Durchfall, Appetitlosigkeit, Muskelschmerzen, Müdigkeit und Depressionen.

Enthalten in Eigelb, Hefe, Nüssen, Soja (-Produkten), Hülsenfrüchten, Vollkorn.

Vitamin B9 – Folsäure, Folat und Pteroylglutaminsäure

Wird vor allem in der Schwangerschaft gebraucht. Daher verschreiben viele Ärzte Schwangeren Folsäure. Funktioniert nur im Zusammenspiel mit Vitamin B12.

Ein Mangel führt u. a. zu Fehlbildungen von Neugeborenen, Erschöpfung, Müdigkeit, Blässe, erhöhter Anfälligkeit für Infekte, Durchfall, Entzündungen an der Zunge und depressiven Verstimmungen.

Enthalten in grünem Blattgemüse, Weizenkeimen, Molke, Rüben, Spargel, Hefe.

Vitamin B12 – Cobalamin

Wird gebraucht für Zellteilung, Bildung der Erbsubstanz, Eisenverwertung, das Nervensystem und den Eiweißstoffwechsel.

Ein Mangel führt u. a. zu Nerven- und Gehirnschäden, Schwäche, Müdigkeit, Herzrasen, Blässe, Durchfall oder Verstopfung, Taubheit in Fingern und Füßen, Demenz.

Enthalten in vor allem tierischen Produkten. Sanddorn ist eine pflanzliche Ausnahme, allerdings muss die Schale mitverarbeitet worden sein.

Vegetarier und vor allem Veganer müssen ab einem gewissen Punkt zusätzlich Vitamin B12 einnehmen. Am besten kauft man sich Tabletten oder Tropfen. Wenn man das Präparat längere Zeit im Mund behält, beginnt die Aufnahme des Wirkstoffs bereits in der Mundschleimhaut. Achten Sie auf eine genügend hohe Dosierung: Bei einem Erwachsenen mit nachgewiesenem B12-Mangel sollten täglich mindestens 1000 Mikrogramm (am besten in zwei Dosen über den Tag verteilt) eingenommen werden. Nehmen Sie immer Biotin und Folsäure dazu.

Für den Anfang empfiehlt sich auch eine Spritzenkur beim Arzt, bei der wöchentlich eine höhere Dosis B12 gegeben wird, bis die Blutwerte sich stabilisiert haben.

Vitamin C

Wer schon einmal beim ersten Anflug einer Erkältung eine hochdosierte Vitamin-C-Infusion (ca. 30 Gramm) bekommen hat, der weiß, was für eine belebende Wirkung das haben kann. Spitzensportler nutzen das schon lange, um schnell wieder fit zu werden und ihre Hochleistungskörper bestmöglich zu unterstützen. Und diese positive Wirkung sollte jeder von uns nutzen.

Vitamin C aktiviert die Entgiftung der Leber, die Schadstoffe aus dem Blut filtert und unter anderem auch Schwermetalle bindet. Das Vitamin ist an circa 15 000 Stoffwechselabläufen beteiligt, unter anderem an der Herstellung von Kollagen (Stichwort: schöne Haut!), an der Synthese von Nervenbotenstoffen und an der Produktion von Hormonen. Nur wenn dem Körper genügend Vitamin C zur Verfügung steht, kann er zum Beispiel ausreichend Schilddrüsenhormone bilden, was wiederum direkt den Stoffwechsel beeinflusst.

Vitamin C, Niacin und Vitamin B6 werden benötigt, um aus den Aminosäuren L-Methionin und L-Lysin Carnitin zu produzieren, ohne das keine Fettverbrennung in den Mitochondrien möglich wäre.

Ein Vitamin-C-Mangel kann zu Ödemen führen und zu einem Mangel des Glückshormons Serotonin. Das wiederum hat eine direkte Verbindung zum Appetit und erhöht die Gefahr für Fressanfälle. Zusammen mit Zink stärkt Vitamin C das Immunsystem.

Kurz zusammengefasst, macht ein Vitamin-C-Mangel uns krank und dick. Das Problem: Der menschliche Körper kann Vitamin C nicht selbst produzieren und kaum speichern, das haben wir mit den Meerschweinchen und Affen gemein. Alle anderen Tiere und Pflanzen haben diese Fähigkeit im Lauf der Evolution beibehalten.

Das heißt, wir Menschen müssen möglichst viel Vitamin C zu uns nehmen. Leider ist es meist nur in Obst und Gemüse enthalten. Aber wie schon beschrieben, hat deren Gehalt an Vitaminen in den letzten Jahrzehnten sehr stark abgenommen. Gleichzeitig ist der Bedarf wegen unserer veränderten Lebensweise – mehr Stress, schlechtere Essgewohnheiten, eine erhöhte Rate an chronischen Krankheiten, Leistungssport auch im Freizeitbereich, Diäten – um ein Vielfaches gestiegen.

Immer wieder liest man in den Medien, dass eine zusätzliche Gabe von Vitamin C unnütz sei und sowieso nur, über die Nieren ausgeschieden, als teurer Abfall in der Toilette landet. Das ist Blödsinn. Richtig ist allerdings, dass man die jeweilige Einzeldosis nicht zu hoch ansetzen sollte, da der Körper nur eine begrenzte Menge Vitamin C auf einmal aufnehmen kann. Studien haben ergeben, dass bei einer Gabe von 200 Milligramm 100 Prozent davon absorbiert werden, bei 500 Milligramm sind es noch 73 Prozent, bei 1250 Milligramm gerade mal noch 49 Prozent. Außerdem kann eine zu hohe Dosierung zu Durchfällen und Bauchkrämpfen führen. Deshalb: Steigern Sie die Menge langsam und verteilen Sie die Einnahme über den ganzen Tag. Wenn Sie abends merken, dass Sie nicht einschlafen können, sollten Sie allerdings einen entsprechenden Abstand zur Nachtruhe einhalten.

Der Vitaminforscher und zweifache Nobelpreisträger Professor Linus Pauling (1901–1994) nahm täglich bis zu 15 Gramm zu sich

Mineralien-, Vitamin- und Eiweißmängel

und wurde immerhin 93 Jahre alt. In seinem Buch *Das Vitamin-Programm – Topfit bis ins hohe Alter* schrieb er: »Ich habe mir diese Auffassung zu eigen gemacht, und auch andere Forscher sind zu ähnlichen Schlüssen gekommen, dass nämlich die für den Menschen optimale Menge Ascorbinsäure sehr stark variieren kann, vielleicht sogar bis zum Achtzigfachen der geringsten Gabe, also von 250 Milligramm bis zu 20 Gramm am Tag oder sogar noch darüber hinaus.«

Bei einer Umfrage unter namenhaften Ernährungswissenschaftlern in den USA kam heraus, dass diese Experten täglich zwischen 1000 und 3000 Milligramm Vitamin C zu sich nahmen. Zum Vergleich: Die Deutsche Gesellschaft für Ernährung e.V. (DGE) empfiehlt Erwachsenen eine tägliche Dosis von 110 Milligramm für Männer und 95 Milligramm für Frauen. Nun gut.

In Apotheken und Drogerien bekommt man für ein paar Euro eine Dose Ascorbinsäure, Brausetabletten und Tabletten in verschiedensten Ausführungen. Mein Arzt hat mir Lutschtabletten aus Acerolakirsche empfohlen, mit denen ich gute Erfahrungen gemacht habe. Das darin enthaltene Vitamin C hat eine sehr gute Bioverfügbarkeit und wird vom Körper besser aufgenommen als die synthetische Variante. Man bekommt Acerolaprodukte in der Apotheke.

Magnesium

Das Mineral ist an über 300 Stoffwechselfunktionen beteiligt, unter anderem auch an der Proteinsynthese (Aufbau von Muskeln) und an der Energiebereitstellung. Stress, kraftraubender Sport, schlechte Ernährung und Krankheiten allerdings »fressen« das Magnesium im Körper geradezu weg, der Bedarf steigt und steigt. Das »Salz des Lebens«, wie es auch genannt wird, hilft auch bei der Entspannung, ein

Mangel zeigt sich in Krämpfen, Zucken am Augenlid, Verstopfung und Verspannungen zum Beispiel im Nacken und Halsbereich.

Es gibt jede Menge verschiedene Magnesiumverbindungen zu kaufen: Magnesiumgluconat, -aspartat und -citrat gelten als besonders gut verwertbar. Das muss jeder für sich selbst ausprobieren. Im Allgemeinen nimmt man Magnesium eher abends ein, da es, wie bereits erwähnt, den Körper entspannt und auch ein wenig schläfrig machen kann. Allerdings nützt es nichts, hohe Dosen auf einmal zu schlucken. Der Körper nimmt dann nur einen Teil auf. 600 bis 1200 Milligramm pro Tag werden empfohlen. Sollte man Durchfall bekommen, ist das kein Drama, aber ein sicheres Zeichen, dass man zu viel genommen hat.

Kalzium

Kalzium ist wichtig für die Knochen – stimmt! Aber es kann noch so viel mehr! Der Großteil davon wird tatsächlich in unserem Skelett gespeichert. Das eine Prozent, das im Blut und in den Zellen zu finden ist, hat wichtige Aufgaben: Kalzium ist an Dutzenden Stoffwechselvorgängen beteiligt, beeinflusst unsere Stimmung und – das haben Studien bewiesen – macht uns entspannt und ruhig, wenn es in ausreichender Menge vorhanden ist. Im Umkehrschluss steigert ein niedriger Kalziumgehalt die Cortisolproduktion in den Fettzellen. Vereinfacht gesagt, bedeutet das Stress. Und Stress macht dick.

Schon mit einer täglichen Dosis von 1000 bis 1500 Milligramm, so der Knochenstoffwechselexperte Dr. Robert Heaney von der Creighton Universität in Nebraska, könnte man Übergewicht um 60 bis 80 Prozent senken. Wer allerdings glaubt, mit Quark, Käse, Joghurt und Co. den Bedarf an Kalzium decken zu können, der irrt.

Das ist eine hübsche Werbelüge der Milchindustrie. »Die Milch macht's« hört sich super an. Ist aber zumindest in Bezug auf Kalzium gelogen. Es gibt bessere Alternativen, zum Beispiel natürliche Verbindungen wie »DolAlex«, bei denen Magnesium und Kalzium in einem für uns sehr guten Verhältnis von 2:1 vorkommen. Das Pulver kann man im Internet unter www.kalzium-magnesium.de bestellen.

Vitamin D

Wie viel Zeit haben Sie heute draußen verbracht? Also, so richtig draußen. An der frischen Luft, in der Sonne? Ich meine nicht den Weg zwischen Haustür und Auto. Die meisten werden da jetzt nicht mit Stunden dienen können. Und genau das ist unser Problem: Wir sind dafür gemacht, natürliches Licht an unsere Haut zu lassen; keine Energiesparlampe, kein Solarium, sondern echte Sonne. Doch das Licht daraus blockieren wir entweder mit Stoff in Form von Kleidung oder bei wärmeren Temperaturen mithilfe von Sonnencreme. Ist ja auch alles okay. Sie sollen weder frieren noch verbrennen. Worauf ich aber hinausmöchte: Ihr Körper produziert deshalb zu wenig Vitamin D. Wenn Sie es noch nie gemacht haben, lassen Sie mal Ihren Vitamin-D-Spiegel beim Arzt testen. Das geht ganz schnell und kostet nicht viel. Einige Ärzte, aber vor allem Heilpraktiker und Alternativmediziner, machen das bei einem Blutbild automatisch mit. Sollten Sie nicht schon Vitamin-D-Tabletten oder -Öl zu sich nehmen, ist der Wert – das garantiere ich Ihnen – zu niedrig. 60 Prozent der Deutschen leiden unter einem chronischen Mangel, bei Kindern sind es sogar 80 Prozent. Menschen mit chronischen Krankheiten sind in den allermeisten Fällen betroffen.

Es gibt Anzeichen für einen Vitamin-D-Mangel: hohe Infekt-

anfälligkeit, Müdigkeit, schlechte Wundheilung, gedrückte Stimmung
bis hin zur Depression, Rückenschmerzen und sogar Fibromyalgie
(chronische Muskelschmerzen). Heute weiß man, dass das Fehlen des
Sonnenvitamins zu erheblichen Erkrankungen führen kann, unter anderem zu Diabetes, Asthma, Osteoporose, Parodontitis (Zahnfleisch-
entzündung), Herz- und Kreislauferkrankungen, Autoimmunerkrankungen (Multiple Sklerose, Hashimoto, Lupus, Rheuma usw.).
Andersherum wurde bewiesen, dass unter der Gabe von Vitamin D
das Abnehmen wesentlich erleichtert wird. Frauen, die zu einer Diät
Vitamin-D-Präparate nahmen, verloren im Vergleich mehr Körperf-
fett als die Frauen, die die gleiche Methode versuchten, nur ohne
Vitamin D.

Ein hoher Wert im Blut bedeutet einen stabilen Blutzuckerspiegel, eine niedrige Insulinempfindlichkeit, tieferen und längeren Schlaf,
weniger Hunger und bessere Laune (Frustfressen ade!). Alles Faktoren, die dazu beitragen, dass man Gewicht verliert oder halten kann.
Außerdem gehen Forscher davon aus, dass die menschlichen Fettzellen
Vitamin-D-Rezeptoren besitzen, die bei Aktivierung (sprich Sonnen-
baden oder Vitamin-D-Einnahme) die Fettverbrennung ankurbeln.
Das aus Vitamin D gebildete Calcitriol beeinflusst zudem die Produktion von unterschiedlichen Hormonen wie Testosteron und Wachs-
tumshormonen.

Eigentlich kann unser Körper Vitamin D selbst bilden. Wir ver-
wehren es ihm allerdings. Und über die Nahrung bekommen wir
sowieso kaum noch etwas Gutes. Deshalb muss man auch in diesem Fall nachhelfen. Lassen Sie sich bei einem Mangel hochdosierte
Tabletten oder Tropfen verschreiben. Schrecken Sie nicht vor Dosierungen von 10 000 i. E. (internationale Einheiten) pro Tag oder mehr
zurück. Alles andere bringt nichts.

Nur für Ihren Hinterkopf und für die Skeptiker: Bei einem Son-
nenbad produziert unser Körper in circa 20 Minuten 25 000 i. E. Vitamin D. Soweit ich weiß, ist da noch keiner dran gestorben, oder?

Mineralien-, Vitamin- und Eiweißmängel

Einen Hitzschlag haben viele bekommen, gar keine Frage. Und Sonnenbrand. Aber keine Vitamin-D-Vergiftung. Die gibt es nämlich gar nicht.

Mein Hausarzt in Hamburg zum Beispiel verabreicht in langen Wintern gerne vor dem Beginn des Behandlungsgesprächs eine Spritze von 25 000 i. E. Vitamin D. Weil er aus seiner jahrzehntelangen Arbeit weiß, wie sehr uns hier in Mitteleuropa genau das fehlt. In Frankreich sind Ampullen mit 10 000 i. E. Vitamin D für ein paar Euro in der Apotheke frei verkäuflich. Bei uns sind einige hochdosierte Präparate rezeptpflichtig.

Ganz wichtig: Nehmen Sie zu Vitamin D immer auch das Vitamin K2, da die beiden Hand in Hand arbeiten und nur zusammen perfekt wirken können. Experten empfehlen täglich eine Dosis von 200 Mikrogramm Vitamin K2 bei einer Einnahme von mehr als 2 500 i. E. Vitamin D. Vorsicht, wenn Sie blutgerinnungshemmende Medikamente nehmen. In diesem Fall besprechen Sie eine Vitamin-K2-Einnahme bitte mit Ihrem behandelnden Arzt.

Coenzym Q10

Überall, wo große Mengen an Energie benötigt oder produziert werden, ist das Enzym Q10 in unserem Körper zu finden: im Herzen, in der Lunge, in der Bauchspeicheldrüse, in der Leber, den Nieren, den Muskeln und im Gehirn. Logisch, dass bei einem Mangel unsere Kraft spürbar nachlässt. Nur wenn genügend Q10 bereitsteht, ist ein funktionierender Stoffwechsel gewährleistet. 200 Milligramm ist das empfohlene Minimum und Ubichinol die effektivste Form von Q10.

Eiweiß

Bei den Mengen an Fleisch, Milchprodukten, Fisch und Ersatzprodukten in unseren Supermarktregalen ist es eigentlich ein Wunder – aber es gibt tatsächlich einen erheblichen Mangel an Eiweiß in der deutschen Bevölkerung.

Aminosäuren, aus denen Eiweiß besteht, sind die Grundbausteine des Lebens. Unsere Haare, Haut, alle Organe, Muskeln, Zellen, das Immunsystem bestehen entweder zum großen Teil aus Aminosäuren oder sie brauchen eine nicht unerhebliche Menge, um richtig funktionieren zu können. Ohne Proteine finden nachts keine Reparaturarbeiten im Körper statt, erneuern sich keine Zellen. Stoffwechsel und Entgiftung laufen auf Sparflamme. Muskeln können nicht aufgebaut werden, und die vorhandenen werden nach und nach abgebaut, der Körper lagert Wasser ein. Sie ahnen es: So kann kein Mensch abnehmen. Ganz im Gegenteil!

Man kann tatsächlich im Blut sehen, ob Sie unter einem Aminosäuremangel leiden. Dabei ist sogar ersichtlich, welche Aminosäure genau fehlt. Der Grund, trotz des kulinarischen Proteinüberangebots, ist meist der Darm: Entweder ist er mit den falschen Bakterien übermäßig besiedelt, oder die Darmschleimhaut ist löchrig geworden (»Leaky Gut«). Sicher gibt es auch Fälle, in denen Menschen einfach zu wenig Eiweiß zu sich nehmen. Und damit meine ich nicht nur tierisches Eiweiß. Auch in Hülsenfrüchten, Nüssen, Gemüse und Getreide ist von Natur aus viel von dem gesunden Stoff enthalten. Sojaprodukte sind umstritten, weil die darin enthaltenen Flavonoide in das Hormonsystem des Menschen eingreifen. Genau wie Lebensmittel aus Seitan (Weizengluten), weil dadurch die Darmzotten verkleben und so die Verdauung dauerhaft gestört wird. Ob man das zu sich nimmt, muss jeder für sich entscheiden.

Mineralien-, Vitamin- und Eiweißmängel

Wissenschaftler haben mittlerweile nachgewiesen, dass pflanzliches Eiweiß vom Körper genauso gut aufgenommen und verwertet werden kann wie tierisches. Das wurde lange bestritten. Ich denke, dass wir uns alle einig sind, dass wir weniger tierische Produkte zu uns nehmen müssen, um der Umwelt, den Tieren und unseren Nachkommen unnötiges Leid zu ersparen. Es ist an der Zeit, etwas an unserer Lebensweise zu ändern.

Vor allem Bodybuilder und Leistungssportler greifen regelmäßig zu Eiweißpulvern. Diese werden aus Molkeeiweiß, Soja oder Eiern oder aus einer Kombination hergestellt. Sie machen erst einmal satt und den Werbeversprechen entsprechend ein gutes Gefühl, etwas für seinen Körper getan zu haben. Die meisten von uns haben sicher schon einmal die Werbung mit der jungen Frau gesehen, die bei winterlichen Temperaturen in High Heels durch den Schnee stapft, eine Treppe erklimmt und oben angekommen den Mantel aufreißt. Vor ihr an der Tür steht ein junger Mann, der sich sichtlich über den Anblick der schlanken jungen Frau und den zum Vorschein kommenden gelben Bikini freut. Und das alles nur wegen … irgendeiner Eiweißpampe, die nach Kleister schmeckt und bestimmt nicht gesund ist.

Gerne werden auch Promis wie der Berliner Starfriseur Udo Walz zu Hilfe genommen. Der hatte vor dem Werbedeal genau die gleiche Figur wie danach. Das ist ja auch kein Wunder. Denn erstens schmeckt das Zeug, ob es nun mit Milch oder Wasser angerührt wird und in Vanille, Erdbeer oder Schokolade daherkommt, meist widerlich. So schafft man es vielleicht ein paar Tage, eine oder mehrere Mahlzeiten durch das Gemisch zu ersetzen. Danach zehrt es aber an den (Geschmacks-)Nerven. Und zweitens erwartet unser Körper bei Hunger schlicht und ergreifend Nahrung. Und was bekommt er? Chemiepampe! Man muss es so deutlich sagen. Unser Stoffwechsel braucht Kohlenhydrate, Eiweiße, Fette, Vitamine, Mineralien, Spurenelemente, Enzyme, Ballaststoffe und und und. Aber in natürlicher Form. Nicht aus der Fabrik. Die Inhaltsstoffe in den Dosen oder

Eiweiß

Beuteln sind zumeist industriell verarbeitet und hoch erhitzt. Unser Körper erkennt die Proteine gar nicht, der Abbau und die Verstoffwechslung produzieren Säuren und Toxine, die erst einmal wieder unschädlich gemacht und ausgeschieden werden müssen. Ganz zu schweigen von den Gechmacksverstärkern, Konservierungs-, Aroma- und Süßstoffen wie Aspartam oder Saccharin. Ein immenser Kraftakt für Leber, Nieren und den Darm.

Möchte man partout nicht auf Eiweißpulver verzichten, kann man zu Hanf- (macht definitiv nicht high) oder Reisprotein greifen. Achten Sie auch da auf die Herkunft. Je weniger behandelt der Rohstoff ist und je weniger Inhaltsstoffe auf der Verpackung stehen, desto besser.

Eine noch bessere Alternative sind MAP-Tabletten. Diese sind dem menschlichen Aminosäuremuster exakt nachempfunden und aus pflanzlichen Stoffen – also auch perfekt geeignet für Veganer und Vegetarier. Innerhalb von 23 Minuten nach der Einnahme werden die Eiweiße im Dünndarm resorbiert. Und zwar zu 99 Prozent. Es bleibt also nur ein Prozent Stickstoffabfall, der die Nieren so gut wie gar nicht belastet. Stoffwechsel und Reparaturmaßnahmen im Körper werden hingegen unterstützt.

Leider sind die Tabletten nicht wirklich günstig. Mittlerweile gibt es aber immer mehr Produzenten und Anbieter. Vergleichen Sie die Preise im Internet.

Mineralien-, Vitamin- und Eiweißmängel

ZUSAMMENFASSUNG:

> Trotz eines Überangebots an Nahrung leiden viele Menschen unter Mangelzuständen bei Vitaminen, Mineralien, Spurenelementen und Aminosäuren.

> B-Vitamine sind lebensnotwendig und spielen eine große Rolle im Stoffwechsel unseres Körpers.

> Sie können nicht alleine, sondern nur im Zusammenspiel wirken.

> Vitamin C ist an 15 000 Stoffwechselvorgängen, der Produktion von Schilddrüsenhormonen und an der Fettverbrennung beteiligt.

> Amerikanische Ernährungsexperten empfehlen eine Tagesdosis von ein bis drei Gramm Vitamin C.

> Magnesium wird auch »das Salz des Lebens« genannt. Verdauung, Entspannung, Muskelarbeit – nichts funktioniert ohne Magnesium.

> Kalziummangel bedeutet Stress für den Körper. Und Stress macht dick.

> Schon 1000 bis 1500 Milligramm Kalzium pro Tag reichen aus, um den Bedarf zu decken.

> 200 Milligramm Coenzym Q10 unterstützen den Stoffwechsel perfekt.

> Aminosäuren sind die »Bausteine des Lebens« – ohne Eiweiß kann der Körper nicht entgiften, werden Muskeln abgebaut und lagert der Körper Wasser ein.

> Ein Aminosäuremangel kann von Ihrem Arzt oder Heilpraktiker im Blut nachgewiesen werden.

> Verzichten Sie auf hoch erhitzte, industriell verarbeitete Eiweißpulver.

> MAP-Tabletten sind eine gute Alternative bei Eiweißmangel.

Medikamente

Manche Menschen müssen Medikamente nehmen. Und das nicht erst im hohen Alter. Chronisch Kranke werden in unserer Gesellschaft immer jünger. Das hat sicher etwas mit einem ungesunden Lebensstil zu tun. Aber natürlich auch damit, dass Ärzte heutzutage schneller dabei sind, starke Medikamente zu verschreiben. Und das zieht nicht selten einen Rattenschwanz an Folgemedikationen hinter sich her, weil Wirkung und Nebenwirkungen Hand in Hand gehen. Das müssen nicht immer dramatische, sofort spürbare Symptome oder Störungen sein. Manche tauchen auch erst Wochen oder Monate nach der ersten Einnahme auf, was die Zuordnung nicht unbedingt einfacher macht.

Schauen Sie doch mal in Ihren Medikamentenschrank. Was findet sich da alles? Neben den normalen Hausmittelchen wie Kopfschmerztabletten, etwas gegen Erkältungen und Bauchschmerzen stapeln sich bei den meisten Deutschen verschreibungspflichtige Tabletten, Pillen, Kapseln, Pulver und Tropfen, die großen Einfluss auf unseren Körper und dessen Fähigkeit zu funktionieren haben. Mit den Medikamenten scheint zwar ein gesundheitliches Problem in Schach gehalten zu werden, allerdings tauchen dadurch gern ein paar neue auf. Aber auch dafür hat die Pharmaindustrie etwas parat. Und so beginnt der Teufelskreis, der aus relativ fitten Menschen schnell chronisch Kranke machen kann.

Vielleicht nehmen ja auch Sie diese Tabletten hier: Antidepressiva blockieren bei längerer Einnahme den Darm. Das macht auf die Dauer Probleme mit der Verdauung. Als Folge werden nicht selten Abführ-

155

Medikamente

mittel verschrieben, die das fragile Gefüge komplett aus dem Gleichgewicht bringen, was zu einer lebenslangen Abhängigkeit führen kann. Betablocker, Diuretika (Entwässerungstabletten), Beruhigungsmittel, Anti-Diabetes-Medikamente – sie alle können beim Abnehmen Probleme bereiten. Oder noch schlimmer: zu einer deutlichen Gewichtszunahme führen. Die Antibabypille oder ganz allgemein Östrogen gehören ebenfalls dazu. Natürlich auch Cortison. Cholesterinsenker, auch Statine genannte, senken zum Beispiel den Coenzym-Q10-Wert im Körper und erschweren dazu noch die Umwandlung des Schilddrüsenhormons T4 in die stoffwechselaktive Form T3. Und das ist unerlässlich, wenn es ums Thema Gewicht geht.

Auch wenn Sie die Medikamentenpackungen jetzt am liebsten in den Müll werfen möchten: Tun Sie es bitte nicht! Setzen Sie nichts ohne die Absprache mit Ihrem behandelnden Arzt einfach so ab. Besprechen Sie sich lieber mit dem Experten und suchen Sie zusammen nach Alternativen. Oder holen Sie sich noch eine zweite oder dritte Meinung ein. Das schadet nie. Und vielleicht können Sie einige Arzneien schon absetzen, nachdem Sie meinen Ratschlägen aus diesem Buch gefolgt sind.

ZUSAMMENFASSUNG:

> Verschreibungspflichtige Medikamente können Ihr Abnehmvorhaben sabotieren.
> Antidepressiva, Betablocker, Entwässerungsmittel, Anti-Diabetes-Medikamente usw. haben nachgewiesene Nebenwirkungen, die sich auch negativ auf Ihr Gewicht ausschlagen können.
> Wenn Sie den Verdacht haben, dass Ihnen eines der genannten Mittel nicht guttut, sprechen Sie den behandelnden Arzt darauf an.
> Setzen Sie auf keinen Fall ein Medikament eigenständig ab.

Die richtige Ernährung für Sie

Elena weiß eigentlich genau, was ihr guttut, was sie essen muss, um sich fit, ausgeglichen und leistungsfähig zu fühlen und ihre Figur zu halten. Und was eben nicht. Schon seit frühester Kindheit hat sie Probleme mit tierischem Eiweiß und Fett. Nach Fleischmahlzeiten, Käseplatten, Eierspeisen und Latte macchiato wird sie müde und lustlos. Und doch lässt sie sich immer wieder von den landläufigen Tipps in Zeitschriften und den Medien überzeugen: Essen Sie Low-Carb! Eiweißshakes, Quark, Fisch – das sind die Schlüssel zur Traumfigur. In den ersten Tagen solch einer »Kur« passiert tatsächlich auch bei Elena etwas auf der Waage. Ein, zwei Kilo verschwinden. Aber dann schlägt das Ganze ins Gegenteil um. Nicht nur, dass der Zeiger stetig weiter nach oben steigt, ihre Laune verfinstert sich mit jedem Stück Rind oder Hühnchen, das auf ihrem Teller und damit in ihrem Magen landet. Sie hat das Gefühl, der Körper würde alles Wasser an sich binden. Ihr Stoffwechsel kommt zum Erliegen, genau wie die Verdauung.

Lässt sie von der neuen Diätroutine ab und ernährt sich wieder von Gemüse, Hülsenfrüchten, Obst, Nüssen und Körnern – und eben kaum von Käse, Eier, Fleisch und Fisch –, bessert sich ihr Zustand innerhalb weniger Tage. Der Motor läuft wieder reibungslos, die Laune steigt merklich, das Leben wird leicht. Im wahrsten Sinne des Wortes.

Bei ihrem Mann Frank ist es genau andersherum. Er ist Blutgruppe 0 und fühlt sich mit Fleisch, Fisch, Gemüse und möglichst wenig Kohlenhydraten am besten. Damit behält er seine drahtige, sportliche Figur, sein

Die richtige Ernährung für Sie

Geist ist klar und wach, und er hat Lust auf Sport. Nach einem Tag mit Süßigkeiten und Kuchen kehrt er schnell wieder zu seiner Routine zurück und hält so den Schaden für seine Gesundheit gering. Auf die Idee, komplett auf Pasta, Müsli oder Brot umzusteigen, käme er gar nicht.

Zusammen essen ist bei dem Paar immer ein wenig kompliziert. Aber mit ein bisschen Fantasie und Willen bekommen das beide gut hin. Schließlich geht es um ihr Wohlbefinden.

Kennen Sie das auch? Dem einen geht es mit Schweinshaxe gut, dem anderen eher mit Getreidebratlingen. Der eine verträgt Reis, Nudeln und Obst besser, der andere weniger oder gar nicht. Dass wir Menschen keine Roboter sind, die alle mit dem gleichen Treibstoff funktionieren, müsste jedem klar sein. Aber warum ist das so? Liegt es an den Genen? Der Herkunft der Urahnen? Vielleicht sogar an dem, was wir von frühester Kindheit an gegessen haben, sprich Gewöhnung? Oder ist das, wie viele Ärzte behaupten, vielleicht sogar pure Einbildung, und jeder von uns könnte alles an Nahrung verstoffwechseln?

Meine eigene Erfahrung und die vieler Freunde und Verwandte ist, dass es tatsächlich klare Unterschiede gibt. Die meisten wissen auch instinktiv, was ihnen guttut – sie halten sich nur nicht immer daran. Und das spiegelt sich dann eben auf der Waage, in der Kleidergröße und auch im Gesundheitszustand des Einzelnen wider. Wir haben leider verlernt, auf unseren Bauch und unsere innere Stimme zu hören. Arbeiten, auch wenn wir kaum mehr richtig denken können. Essen, weil jetzt Mittagszeit ist und man das eben so macht. Und schinden uns beim Sport, auch wenn der Körper längst »Stopp« geschrien hat.

Für die »Grundeinstellung«, das »Betriebssystem«, das jedem Einzelnen eigen ist, hat der amerikanische Naturheilkundler Dr. Peter D'Adamo tatsächlich eine Erklärung gefunden: die Blutgruppe. In seiner jahrzehntelangen Arbeit mit Patienten hat er herausgefunden, wie das Auftreten von Krankheiten, Nahrungsverwertung, Lebensstilen und anderen Bedürfnissen direkt mit der Blutgruppe des Men-

Die richtige Ernährung für Sie

schen zusammenhängen. Viele seiner Kollegen halten diese Theorie auch fast 30 Jahre nach seinen ersten Berichten darüber immer noch für Humbug. Ich empfehle diese »Diät«, die dem Wort entsprechend (Diät heißt auf Griechisch »Lebensweise«) viel mehr als ein Ernährungsplan ist, seit Jahren – und höre die immer gleiche Kritik: Das sei wissenschaftlich nicht bewiesen. Man bekäme Mangelerscheinungen. Es sei im Alltag total unpraktikabel. Oder etwas unqualifizierter auch einfach: Blödsinn!

Da ich in meinem Beruf und auch in meinem Engagement für Hashimoto-Patienten Gegenwind aus allen Richtungen gewohnt bin, sage ich auch hier: Wer heilt, hat recht. Mein Leben und mein Körper haben sich nach der Lektüre der Bücher von Dr. D'Adamo total verändert. In seinen Büchern geht der US-Mediziner nicht nur auf die passende Ernährung ein, sondern er berichtet auch über typische Krankheitsbilder der jeweiligen Blutgruppen und was man dagegen tun kann. Dazu gehören die jeweils passenden Sportarten, Entspannungsübungen und Lebensweisen.

Nur wenn Sie wissen, welche Nahrung Ihr Körper braucht und was Ihnen guttut, können Sie langfristig gesehen heilen – und abnehmen. Denn nur dann bleiben Krankheiten, Entzündungen und Unwohlsein aus, und Sie können alles Unnütze loslassen. Das ist etwas laienhaft ausgedrückt, entspricht aber meiner Erfahrung und derer vieler Menschen in meinem Umfeld.

Welche Blutgruppe Sie haben, kann Ihnen Ihr Arzt sagen. Wenn Sie regelmäßig Blut spenden oder einen Organspendeausweis haben, liegen diese Informationen vor. Auch im Mutterpass ist die Blutgruppe vermerkt.

DIE UNTERSCHIEDLICHEN BLUTGRUPPEN

Typ 0:
Menschen mit Blutgruppe 0 können tierisches Eiweiß und Fett, sprich Fleisch und Fisch, gut verstoffwechseln. Milchprodukte und Gluten vertragen sie weniger gut.

Typ A:
Ein Zuwenig an Magensäure macht es Blutgruppe-A-Trägern schwer, Fleisch und Fisch zu verdauen. Mit einer vegetarischen Ernährung geht es ihnen am besten. Zusätzlich machen Nachtschattengewächse (Tomaten, Auberginen, Paprika und Kartoffeln) Probleme.

Typ B:
Menschen mit dieser Blutgruppe sollten Mais, Weizen, Linsen, Tomaten, Erdnüsse, Sesamsamen und Hühnchenfleisch meiden. Dafür geht es ihnen mit einer Ernährung aus Eiern, fettreduzierten Molkereiprodukten, grünem Gemüse, Ziegenfleisch, Lamm, Wild und Kaninchen umso besser.

Typ AB:
Dieser Mischtyp sollte Kaffee und Alkohol meiden und dafür beim Essen auf Meeresfrüchte, Milchprodukte, Tofu und grünes Gemüse setzen. Wegen einer zu geringen Magensäureproduktion speichern Menschen mit Blutgruppe AB Fleisch als Fett, anstatt es als Energie zu verbrennen.

Wie bei allen Veränderungen im Leben sollte man auch an diese Ernährungsumstellung nicht zu dogmatisch herangehen. Gerade wenn Sie viel unterwegs sind, oft auswärts essen oder nicht nur für sich allein kochen, muss man Kompromisse machen. Wenn Sie allerdings

Die richtige Ernährung für Sie

merken, dass eine Anpassung auf dem Teller an Ihre Blutgruppe Ihnen guttut, werden Sie sich gern an die Vorschläge von Dr. D'Adamo halten.

ZUSAMMENFASSUNG:

> Nicht jedem Menschen tut die gleiche Ernährung gut.
> Die falsche Ernährung wirkt sich negativ auf Gesundheit, Seelenzustand und Gewicht aus.
> Versuchen Sie die Blutgruppendiät von Dr. Peter D'Adamo.
> In seinem gleichnamigen Buch unterteilt er die Bevölkerung in vier Gruppen entsprechend den Blutgruppen: Typ 0, Typ A, Typ B, Typ AB.

Umweltgifte

Die folgenden Seiten werden besonders wichtig für Sie sein. Denn wir wollen ja alle nicht nur gut aussehen, schlank sein und fit, sondern vor allem gesund – und zwar für möglichst lange Zeit. Dem stehen die Gifte entgegen, mit denen wir tagtäglich in Berührung kommen. Jetzt werden Sie sich sicher fragen, was für giftige Substanzen ich denn meine. Man fasst ja nichts absichtlich an, was schädlich ist. Und man würde schon gar nicht bewusst etwas Giftiges zu sich nehmen. Doch, genau das tun wir. Wir alle. Bewusst und wissentlich. Wir vergessen es nur allzu gerne, hören nicht so genau hin beziehungsweise schauen weg. Auch wenn wir es im Internet oder im Fernsehen, in Zeitungen und Zeitschriften regelmäßig hören und sehen können. Wir nehmen sie jeden Tag auf, ob wir nun essen, trinken, atmen, duschen, uns eincremen oder schminken; ob wir fliegen oder uns die Haare färben. Ganz zu schweigen von offensichtlichen Giften wie die, die in Zigaretten oder Lacken vorhanden sind und die man schon von Weitem als gefährlich identifizieren kann. Es geht um Substanzen, die Sie und Ihre Kinder (sollten Sie welche haben) nach und nach krank machen. Diese Stoffe greifen in Ihren Stoffwechsel ein und sorgen dafür, dass Sie und Ihre Nachkommen immer früher chronisch krank, dick und unglücklich werden.

Umweltmediziner warnen schon seit Jahren davor, dass die zunehmende Umweltverschmutzung täglich Katastrophen auslöst. Und zwar nicht nur die, die in den Zeitungen stehen und für die es Sondersendungen im Fernsehen gibt wie die Atomkatastrophen in Fukushima (2011) und Tschernobyl (1986) oder das Unglück auf der Bohrinsel Deepwater Horizon im Golf von Mexiko im Jahr 2010. Die wirklichen Katastrophen finden in unseren Wohnungen, im Kühlschrank, im Badezimmerschränkchen, in der Vorratskammer, im Wohn-, Schlaf- und Kinderzimmer statt. Und zwar überall da, wo wir – bewusst oder unbewusst – giftige Stoffe aufnehmen. Meist durch die Atemluft, aber auch beim Essen und Trinken und durch pure Berührung.

Ich meine Weichmacher in Plastikflaschen und anderen Verpackungen, die über das Essen und Getränke ihren Weg in unseren Körper finden; künstliche Zusatzstoffe in Nahrungsmitteln; Kunststoffe, Farben und Lacke in Möbeln, die über Jahre ausdünsten; Chemie in Klamotten, die über die Haut direkt ins Blut übergehen. Ich weiß nicht, wie es Ihnen geht, aber mir wird in diesen Billig-Klamottenläden schon nach ein paar Sekunden schlecht. Da stinkt es dermaßen nach Chemie und Farbstoffen, dass ich die Geschäfte meist fluchtartig verlasse – wenn ich mich überhaupt mal dorthin verirrt habe.

In der Luft, die wir atmen, findet sich in großen Mengen Feinstaub (aus Fabriken, von Straßen und Häfen). Quecksilber, Blei, Aluminium, Arsen, Nickel, Cadmium, Barium, Uran, Strontium, Cäsium – das alles hört sich furchtbar an, und wir nehmen es trotzdem aus der Luft, durch Verpackungen und auch über das Wasser in uns auf.

All das, was ich gerade aufgezählt habe, ist die Basis des ganzen Übels. Ihr Körper kann nur funktionieren, wenn er nicht ständig damit beschäftigt ist, sich gegen die giftigen Angriffe von außen zu wehren und die Folgen wieder in den Griff zu bekommen. Wenn Sie Ihrem Organismus die Möglichkeit geben, das zu tun, wofür er gemacht ist, werden Sie schneller, als Sie denken, gesünder, glücklicher und schlanker sein. Denn der ganze Müll in unserer Luft, in unserem Essen, in Kleidern, Wohnungen, sprich in unserer Umwelt, hält uns genau davon ab.

Und noch viel schlimmer finde ich, dass sich all das sogar auf die nächste Generation auswirkt. Die Umweltvergiftung, die wir in uns tragen, verändert das Erbgut. Das weiß man heute sicher. Die uns Nachfolgenden werden mit noch größeren gesundheitlichen Problemen zu kämpfen haben, weil wir ihnen diese Bürde durch unseren Lebensstil aufgebrummt haben. Das heißt, Ihre Töchter und Söhne müssen sich noch nicht einmal besonders ungesund ernähren oder anders danebenbenehmen. Ihre genetische Anlage ist in Bezug auf ihre Gesundheit von Anfang an schlechter als unsere oder die unserer Eltern und Großeltern. Babys, die heute geboren werden, haben zum Beispiel eine achtzigprozentige Chance, irgendwann in ihrem Leben an Krebs zu erkranken. Und daran haben wir als Eltern heute eine Mitschuld. Das klingt hart, ich weiß. Aber wir können ja etwas dagegen tun.

Denn es gibt die Chance, den eigenen Körper zu entgiften. Diese Entgiftung läuft über die Nieren, die Haut, den Darm, aber vor allem über die Leber. Es gilt, diese Organe zu unterstützen, so gut wir können. Wie das geht, erfahren Sie auf den nächsten Seiten.

Und was hat das alles mit dem Thema Gewicht zu tun?

Um es auf den Punkt zu bringen: Ist der Körper »vergiftet«, wird man nicht nur mit großer Sicherheit irgendwann in seinem Leben krank, auch das Abnehmen wird zu einem größeren Problem. Fett und Flüssigkeit, sprich Wasser, werden im Körper festgehalten, um die Toxine darin zu lösen. Das passiert nach dem Prinzip: Je verdünnter der Stoff, also das Gift, desto weniger Schaden kann es im Organismus anrichten. Schafft der Körper es nicht, diese Substanzen eigenständig und zügig auszuleiten, werden sie eben irgendwo deponiert.

Experten sprechen von richtigen Giftmülldepots im Fettgewebe des Menschen: dicke Wampen oder liebevoller Hüftgold (auch »Love Handles« – Liebesgriffe – genannt), dicke Popos. Aber auch an den Oberschenkeln, zwischen den Organen und unter der Kopfhaut werden diese Speicher angelegt. Cellulite ist übrigens ein sicheres Zeichen für eine Überbelastung des Systems mit Giften. Ich finde, die Vorstellung allein hört sich schon gruselig an. Eigentlich sind wir alle nach unserem Tod Sondermüll.

Hat man es aber trotz »Vergiftung« geschafft, ein paar Pfunde abzunehmen, geht es den meisten von uns oft gar nicht gut. Das liegt daran, dass die Entgiftungsorgane, vor allem die Leber, sowieso schon unter Dauerstress stehen. Durch das gewaltsame Runterhungern steigt der Druck. Und eine schlecht gelaunte und überforderte Leber kann einem das Leben zur Hölle machen.

Außerdem sind die verlorenen Kilos ganz schnell wieder drauf. Auf der einen Seite natürlich, weil der Stoffwechsel während einer Diät meistens runterfährt, wenn dem Körper zu wenig Nahrung, sprich Energie, zugeführt wird. Aber vor allem, weil er die immer noch vorhandenen Gifte möglichst schnell wieder unschädlich machen möchte; er lagert sie ein.

Bringen Sie also Ihre (Entgiftungs-)Organe in Balance und werfen Sie das aus Ihrem Leben und aus Ihrem Körper, was da nicht hingehört. Dann klappt es auch mit der erträumten Kleidergröße. Sie werden sich wacher und fitter fühlen und langfristig auch – denn darum geht es – abnehmen.

Ihre Wohnung

Eigentlich sollte Ihr Zuhause der Platz sein, an dem Sie sich wohlfühlen, regenerieren und Kraft tanken können. Vor allem während der Nacht, wenn Ihr Körper allen Einflüssen von außen schutzlos ausgeliefert ist. Tagsüber puffert das in den Nebennieren gebildete Hormon Adrenalin so gut wie möglich alles Negative ab. Wenn wir schlafen, braucht der Körper alle vorhandene Energie zur Regeneration. Elektrosmog, Strahlen, Wasseradern (keine Angst, ich

Ihre Wohnung

werde jetzt nicht esoterisch!) stören diesen lebensnotwendigen Prozess.

Was kann man also tun? Ganz einfach: Ziehen Sie abends den WLAN-Stecker aus der Wand. Sie brauchen ja kein Internet, wenn Sie schlafen. Radiowecker, die mit der Steckdose verbunden sind, können Sie entsorgen und zum Beispiel durch einen batteriebetriebenen ersetzen. Wenn Sie sich vom Handy wecken lassen wollen, stellen Sie das Gerät wenigstens auf Flugmodus. Das ständige Einloggen und Suchen eines verfügbaren Netzes stört Ihren Schlaf. Ziehen Sie die Stecker bei allen Geräten rund ums Bett raus, also auch beim Fernseher, sollten Sie einen im Schlafzimmer stehen oder an der Wand hängen haben.

Und richtig großartig wäre es für Ihre Gesundheit, wenn Sie beim Kauf des nächsten Betts darauf achten würden, dass es nicht rundum mit Metall bestückt ist. Ein paar Schrauben und Muttern machen nichts aus. Allerdings sollten Sie sich von Boxspringbetten (ich weiß, die sind gerade total in!) und Taschenfederkernmatratzen (was übrigens das Gleiche ist) verabschieden.

Der Grund: Alles in unserem Körper funktioniert mit elektrischen Impulsen: das Immunsystem, die Kommunikation zwischen den Zellen, Bewegung und eben auch die Regeneration. Das ist kein Witz! Dieses System ist sehr leistungsfähig, aber auch extrem störanfällig und empfindlich. Wird es gerade nachts permanent attackiert, führt das über kurz oder lang erst einmal zu erhöhtem Stress und schlechtem Schlaf und auf Dauer zu Krankheiten und Gewichtszunahme. Sie erinnern sich sicher an das erhöhte Cortisol, das dick macht, wenn Sie nachts davon zu viel im Körper haben. Genau davon wimmelt es nur so in Ihrem Körper, wenn Sie sich dieser Belastung aussetzen.

Wohnen Sie in der Nähe eines Handymasts? Die stehen gerne mal mitten im Wohngebiet auf höheren Häusern. Und dann auch meist in Gruppen. Allein findet man sie selten. Das bedeutet, die Belastung ist dann auch noch potenziert. Schnell weg da, wenn es möglich ist! Denn da passiert genau das oben Beschriebene – und zwar 24 Stun-

167

Umweltgifte

den am Tag und sieben Tage die Woche ohne Unterbrechung und Pause.

Übrigens wirken auch Möbel wie zum Beispiel Schreibtisch-, Küchen- und Esstischstühle ähnlich, wenn sie Beine aus Metall haben. Sollten Sie sich nach der Arbeit am Schreibtisch regelmäßig gerädert fühlen, tauschen Sie doch mal Ihren Stuhl gegen einen altmodischen aus Holz aus. Ich verspreche, Sie werden den Unterschied spüren. Furniermöbel sind dank billiger Kleber und Lacke oft mit Schadstoffen belastet.

Ein ganz wichtiges Thema ist auch die Beleuchtung in unseren Häusern, Büros, Wohnungen und Schulen. Energiesparlampen sind Baubiologen ein Dorn im Auge. Sie nennen das, was da in unseren Räumen passiert, tatsächlich »Lichtverschmutzung«. Diese Leuchtmittel enthalten Quecksilber, das nach und nach in die Luft abgegeben wird und das wir dann unweigerlich einatmen. Dazu schalten sie sich bis zu 100 Mal pro Sekunde ein und wieder aus. Das ist für unser Auge nicht wahrnehmbar, wohl aber für unseren Organismus. Außerdem bieten Energiesparlampen nur Weißlicht an, die alten, mittlerweile ausrangierten Glühbirnen dagegen hatten das komplette Farbspektrum des Regenbogens. Das war ein guter Ersatz für Sonnenlicht, weil unsere Stimmung und die Regeneration dadurch positiv beeinflusst werden. Wir können uns besser konzentrieren und ermüden nicht so schnell. Das merkt man auch Kindern an, die viel natürlichem Licht ausgesetzt sind. Es gibt als Alternative sogenannte Energy Saver, die für unsere Augen das beste und vor allem gesündeste Licht geben.

Noch so ein Gerät, das ersatzlos gestrichen werden kann, ist die Mikrowelle. Denn erstens verändert sich durch den Gebrauch die Vitalstoffdichte der darin gegarten Lebensmittel. Sie werden unbrauchbar für unseren Körper und sind nur noch leere Kalorien, die auch noch belasten. Und zweitens schadet sie den Menschen, die sich während des Betriebs in ihrer Nähe aufhalten. Das alles wurde

Ihre Wohnung

durch mehrere Studien bewiesen, unter anderem vom Schweizer Ernährungswissenschaftler Dr. Hans-Ulrich Hertel. Allerdings möchten die Hersteller nicht unbedingt, dass solche Informationen an die Öffentlichkeit kommen, weil sie ja Mikrowellen und die extra dafür entwickelten »Lebensmittel« samt Geschirr und Zubehör verkaufen und damit viel, viel Geld verdienen wollen.

Man könnte noch jede Menge Beispiele dieser Art aufzählen: Beschichtete Pfannen (PTFE oder Teflon) etwa dünsten krebserregende und erbgutverändernde Stoffe aus, die bei der Erhitzung in die Luft und unser Essen übergehen. Kaufen Sie sich beim nächsten Mal lieber eine mit Keramikbeschichtung.

Kerzendochte werden mit Blei behandelt, damit sie länger brennen. Nach vier Stunden romantischem Licht ist der gesetzliche Grenzwert für die Bleibelastung in der Luft Ihres Wohnzimmers bereits um das Dreizehnfache überschritten. Über die Giftstoffbelastung, die handelsübliche Duftkerzen in Ihrem Zuhause hinterlassen, gar nicht zu reden.

Wenn Sie sich umfassend von einem Experten zum Thema beraten lassen wollen, suchen Sie sich einen sogenannten Baubiologen. Der spürt mit Messgeräten die Problemherde in Ihren vier Wänden auf und gibt Ihnen Tipps, wie man das Wohnen zu Hause gesünder machen kann. Außerdem kann er Ihnen sagen, was für Umbaumaßnahmen wirklich sinnvoll sind, bevor Sie anfangen, die komplette Bude für teures Geld zu restaurieren.

Allerdings machen oft schon kleine Veränderungen viel aus. Und einen Stecker abends aus der Steckdose zu ziehen kostet nichts als die tägliche Erinnerung daran und ein paar Sekunden Zeit.

Kosmetik

Auch über unsere Haut nehmen wir alle möglichen Stoffe auf. Das muss nicht unbedingt schlecht sein. Mit Magnesiumöl kann man zum Beispiel einen Mangel beseitigen. Aber es kommen eben auch die Dinge durch, die wir nicht wollen. Neben unserer Kleidung sind es vor allem Inhaltsstoffe von Kosmetika, Cremes, Haarprodukten und -pflegemitteln, die über die Haut den Weg in unseren Körper finden. Und zwar in die Blutbahn, und über das Blut werden die schädlichen Stoffe überallhin transportiert.

Bei einem Bluttest vor einiger Zeit hat mein Arzt neben Pestiziden und zig anderen Stoffen (insgesamt waren es 27 Toxine!), die da definitiv nicht hingehören, auch das Haarfärbemittel wiedergefunden, das mein Friseur alle paar Wochen benutzt, um meine grauen Haare abzudecken. Das zugegebenermaßen stinkende Zeug ist jedes Mal nur knapp 35 Minuten auf meinem Kopf und berührt durch die Haare kaum meine Haut. Trotzdem hat es seinen Weg in das Innere meines Körpers gefunden. Mein Arzt hatte mich vorgewarnt. Aber ich hatte es nicht glauben wollen und bekam ein paar Tage später mit der Post prompt den Beweis. Da überlegt man sich schon, ob das wirklich sein muss mit der Färberei oder ob es da nicht eventuell gesündere Alternativen gibt. Entweder freundet man sich mit seinen grauen Haaren an, oder man greift auf Naturfarben zurück. Es gibt sogar spezielle Friseure dafür, die zum Beispiel mit der Firma Aveda zusammenarbeiten.

Jetzt wäre es wirklich zu viel verlangt, wenn wir alle wieder zurück ins Mittelalter gehen und unsere so lieb gewonnene Körperpflege und Beduftung komplett einstellen würden. Auf die Inhaltsstoffe zu achten und einiges auszutauschen ist aber gar nicht so problematisch, wie man vielleicht denkt.

Auch Ihre Zahnpasta kann der Gesundheit schaden. Das glau-

Kosmetik

ben Sie nicht? Es ist aber so! Steht auf der Tube in Ihrem Badezimmer »mit extra Fluorid«? Dann tun Sie sich und Ihren Zähnen damit nichts Gutes. Ganz im Gegenteil! Sie werden jetzt denken: Aber in der Werbung heißt es doch immer, dass Fluorid den Zahnschmelz härtet und vor Karies schützt! Stimmt nicht. Das ist mal wieder ein Slogan, der der Zahnpastaindustrie viel Geld in die Kassen spülen soll. Dafür hat es erschreckende »Nebenwirkungen«: Fluor macht Knochen und Zähne nämlich brüchig, es hemmt körpereigene Enzyme und blockiert dadurch viele lebenswichtige Stoffwechselvorgänge. Fluor fördert auch den Rückgang des Zahnfleischs, weil das stützende körpereigene Kollagen zerstört wird und dadurch das Bindegewebe seine Elastizität verliert.

Zudem reichern sich Fluoride bevorzugt in der Schilddrüse an und können so zu einer Unterfunktion (mit der Folge Gewichtszunahme) oder sogar zu Krebs führen. Kinder, die fluoridiertes Wasser zu trinken bekamen (wie zum Beispiel in den USA früher nicht unüblich), litten doppelt so oft unter geistigen Entwicklungsstörungen wie gleichaltrige ohne diese Belastung.

Weiter geht es rund um das Waschbecken: Parabene konservieren Kosmetik wie zum Beispiel Cremes, sind aber nachgewiesenermaßen auch krebserregend und hormonell aktiv, sprich, sie greifen in unseren Hormonstoffwechsel ein und können wie Östrogen wirken. Und das sollte partout vermieden werden. Auf vielen Produkten steht daher mittlerweile »parabenfrei«. Die Industrie ist ja nicht blöd und springt gerne auf Züge auf, wenn der Verbraucher erst einmal mitbekommen hat, was man versucht, ihm unterzuschieben, und mit welchen Folgen.

Gängige Produkte mit UV-Filter (Sonnencremes, Make-up, Tagescremes, Lippenpflegestifte) enthalten zum Beispiel oft Benzophenone oder ähnliche Substanzen, die krebserregend, allergieauslösend und eben auch hormonell wirksam sind. Greifen Sie hier auf Naturkosmetikmarken zurück. Die nutzen unbedenkliche Wirkstoffe zum Schutz vor Sonnenbrand.

171

Umweltgifte

Vieles, was lecker riecht im Badschrank – Bodylotions, Parfums, Duschgels, Deos –, enthält nitro- oder polyzyklische Moschusverbindungen. Das hört sich erst einmal ganz natürlich an, ist aber nachgewiesenermaßen (leider aus Tierversuchen) krebserregend, allergieauslösend und erbgutverändernd.

Dass Deos mit Aluminium bei Frauen die Entstehung von Brustkrebs fördern, wird zwar immer wieder gern von der Industrie bestritten, ist aber nicht von der Hand zu weisen. Zudem wirken Aluminiumsalze nervenschädigend, hautirritierend und werden sogar mit Alzheimer in Verbindung gebracht. Inzwischen gibt es aber auch wirklich viele gute Alternativen in den Regalen der Drogerien oder auch Bioläden.

Tenside und Emulgatoren – sie werden zum Beispiel als »PEG« oder Sodium-Lauryl-Sulfat in der Zutatenliste aufgeführt – sind unter anderem in Zahnpasta und Haarshampoos vorhanden, machen die Haut noch durchlässiger für Schadstoffe und steigern damit die Vergiftung des gesamten Organismus.

Weichmacher gibt's nicht nur in Plastikflaschen, sondern auch in Cremes und Co. Sie heißen dann Phthalate und werden gern (wenn überhaupt) als »Alcohol denat.« gekennzeichnet. Auch sie greifen in den Hormonhaushalt ein. Das addiert sich und damit auch die schädigende Wirkung für unseren Körper und das gesamte System.

Erdöl findet man in Kosmetika in Form von Paraffinen. Auf der Verpackung steht dann gern Petrolatum, Mineral Oil oder Paraffinum liquidum. Vaseline ist die reinste Form davon, und die altbekannte und von vielen so geliebte Nivea Creme in der blauen Dose oder die Eight Hour Cream von Elizabeth Arden haben das Zeug in großen Mengen in ihrer Rezeptur. Mineralölbasierende Pflegeprodukte gelten als krebserregend, außerdem dichten sie die Haut so hermetisch ab, dass sie nicht mehr atmen kann. Das ist bei minus 15 Grad Celsius am Matterhorn super, aber nichts für normale Breitengrade und unseren Alltag in geheizten Räumen.

Kosmetik

Ein ganz großes, problematisches Thema sind Nanoteilchen. Diese Partikel sind etwas größer als ein Atom und minimal kleiner als Bakterien. Die Industrie setzt sie bei der Produktion von Kunststoffen, Kosmetika, Pflege- und Reinigungsmitteln, aber auch von Lebensmitteln ein. Sie kommen sogar in Autolacken vor, dadurch wird die Oberfläche kratzfester. Bei Gewürzen und anderen Pulvern werden Nanoteilchen als Rieselhilfen genutzt.

Das Problem: Diese kleinsten Teilchen gelangen vor allem durch die Atmung, aber eben auch über die Nahrung in das Innere unseres Körpers. Über Lunge und Darm finden sie ihren Weg ins Blut und können sogar die Blut-Hirn-Schranke überwinden und in Zellen eindringen. Was sich wie ein Horrorfilm anhört, ist heutzutage traurige Realität. Denn sind die Nanoteilchen erst einmal in uns, können sie Entzündungen auslösen und sogar für Krebserkrankungen mitverantwortlich sein. Kaum einer weiß, welchen Schaden sie auf lange Zeit anrichten werden.

Studien belegen, dass jeder Konsument heutzutage im Durchschnitt 100 giftige Chemikalien benutzt, bevor er morgens das Haus verlässt. Das sind nicht nur Kosmetikartikel, sondern eben auch die besagte Pfanne oder andere Utensilien, die mit Ihrem Essen in Berührung kommen. Putz- und Reinigungsmittel sind auch ein großes Thema in diesem Zusammenhang.

Solange Sie kein Chemiker sind, werden Sie Probleme haben, sich in diesem Dschungel aus unaussprechlichen Begriffen auf der Rückseite von Tuben, Flaschen, Tiegeln, Fläschchen zurechtzufinden. Im Internet gibt es unzählige Seiten oder Apps (z. B. »Codecheck« oder »ToxFox«), in denen die Inhaltsstoffe Ihrer Lieblingscreme oder Ihres Putzmittels erklärt und die gesundheitlichen Risiken aufgezeigt werden. Ich bin mir sicher, wenn Sie sich da einmal umschauen, werden Sie das ein oder andere Tübchen beim nächsten Einkauf nicht mehr mitnehmen.

Übrigens müssen auf den Verpackungen von Pflegeprodukten alle

173

Umweltgifte

Inhaltsstoffe aufgeführt sein. Es gibt sogar eine bestimmte Form, die in der EU vorgeschrieben ist. Es gibt mittlerweile bei allen Drogeriemärkten, Budnikowskys, Rossmanns und Müller Drogeriemärkten gute Alternativen im Kosmetik-, Make-up- und Reinigungsmittelbereich. Ich habe zum Beispiel gerade alle Duschmittel und Gesichtsreiniger aussortiert und mir stattdessen eine Olivenölseife, hergestellt in Aleppo (Syrien), zugelegt. Natürlicher kann man sich nicht waschen. Und durch die enthaltenen Öle pflegt man die Haut gleichzeitig, braucht also auch weniger Cremes. Der dicke Seifenblock hat um die fünf Euro gekostet, und ich tue damit noch etwas Gutes, weil ich den Menschen im Kriegsgebiet helfe. Außerdem macht all das, was unseren Körper weniger belastet, definitiv schöner als die teuersten, perfekt beworbenen Mittelchen aus der Parfümerie.

Kleidung

Es ist total egal, ob Sie Ihre Kleidung beim Discounter oder beim Designer kaufen. Die Farbstoffe und Bleichmittel, die eingesetzt werden, sind überall gleich giftig. Man könnte aber auf Biomode zurückgreifen – das bieten sogar schon Billiglabel wie H&M an – oder in Läden kaufen, die sich mit dem Label schmücken. Davon gibt es immer mehr. Man muss einfach nur aufmerksam durch die Stadt gehen oder gezielt im Internet schauen. Vielleicht ist Ihnen das Angebot zu teuer oder Sie finden in diesen Läden nichts für sich.

Dann tun Sie sich den Gefallen und waschen Sie neue Hosen, T- und Langarm-Shirts, Pullover, Strümpfe und Unterwäsche mindestens drei Mal, bevor Sie sie anziehen. Das klingt vielleicht erst einmal ungewöhnlich. Aber bedenken Sie, dass der ganze Dreck – sprich die Spritzmittel, mit denen die Baumwolle behandelt wird, die chemischen Farben und Bleichmittel – direkt durch unsere Haut ins Blut gelangt und damit in den Kreislauf, zu den Organen bis ins Gehirn.

Womit bekomme ich das Gift aus meinem Körper?

Die Umweltgifte zu (ver-)meiden ist eine Maßnahme. Die trotzdem in den Körper gelangten Toxine wieder loszuwerden eine mindestens ebenso wichtige. Im Folgenden erläutere ich einige Mittel und Wege, mithilfe derer Sie genau das spielend hinbekommen.

Wasser

Mehr als alles andere braucht Ihr Körper zum Leben und Entgiften Wasser. Und zwar in seiner reinsten Form. Nicht als Kaffee, Tee, Cola, Bier oder Saft, sondern pur. Denn wir bestehen zu 70 Prozent aus dem klaren Nass, unser Blut sogar zu 95 Prozent. Kein Stoffwechselvorgang, keine noch so minimale Gehirnleistung, keine Verdauung oder Bewegung und schon gar keine Entgiftung sind ohne Wasser möglich.

Unsere Zellen leben in, mit und vom Wasser. Sie nutzen die Lymphflüssigkeit als Transportbahnen für Nährstoffe und als Ableitungssystem für Unrat und Gifte. Viele gesundheitliche Beschwerden könnten vermieden werden, wenn die Menschen einfach genügend Wasser trinken würden. Und übrigens geht auch Abnehmen leichter, wenn man pures Wasser zu sich nimmt. Viele warten mit dem Trinken, bis sie Durst haben. Aber dann ist es schon fast zu spät. Das Durstgefühl ist nämlich das Alarmsystem des Körpers, und dem sollte man tunlichst zuvorkommen.

Wenn Sie nicht wissen, wie viel Sie trinken sollen: Es gibt einen guten Gradmesser, kostenlos, jederzeit einsetzbar und von Ihrem eigenen System zur Verfügung stellt: die Farbe Ihres Urins. Je dunkler der ist, desto dehydrierter sind Sie.

Es gibt allerdings eine Ausnahme: Vor dem Essen und während des Essens sollten Sie so wenig wie möglich trinken. Das hat meine Oma schon immer so gemacht, und ich wusste als Kind nie warum. Heute ist mir klar, wie richtig sie damals gehandelt hat. Denn die zugeführte Flüssigkeit verdünnt die Magensäure, und davon haben die meisten von uns sowieso zu wenig. Die Folgen haben Sie im Kapitel rund um den Darm schon erfahren.

Aber nun zurück zu dem, was Sie trinken sollen. Und woraus. Und da geht's schon mal los: Wasser ist heutzutage alles andere als rein und sauber. Sie haben sicher auch schon Berichte darüber gelesen, was in Mineralwässern gefunden wurde. Erstens werden viele von den teuren Luxuswässerchen »ozonisiert«, um sie haltbarer zu machen. Das steht nirgends auf dem Etikett, zerstört aber die natürliche Struktur des Wassers und macht es für unseren Körper praktisch unbrauchbar für die eigentlichen Aufgaben Hydration, Unterstützung der lebensnotwendigen Stoffwechselvorgänge und eben die so dringend benötigte Entgiftung.

Sie können sich das ganz einfach so vorstellen: Normales Wasser ist wie eine volle U-Bahn. Gehen die Türen auf, können kaum neue Fahrgäste aufgenommen und abtransportiert werden. Ist das Wasser aber sauber oder pur und rein, ist es wie eine leere U-Bahn, die alle »Passagiere« mitnehmen kann. Und solches Wasser brauchen wir dringend.

Foodwatch berichtet, dass es zum Beispiel für eine Uranbelastung bisher keinen gesetzlichen Grenzwert gibt. Lediglich wenn das Wasser für »die Zubereitung von Säuglingsnahrung« zugelassen ist, dürfen nicht mehr als zwei Mikrogramm des Schwermetalls pro Liter enthalten sein. Bei Trinkwasser aus der Leitung liegt die gesetzliche Grenze bei zehn Mikrogramm pro Liter. Die Gefahr geht hier nicht so sehr

Womit bekomme ich das Gift aus meinem Körper?

von der Radioaktivität aus (was mir, ehrlich gesagt, auch schon ganz schön Angst macht), sondern vielmehr vom Risiko für Nierenschäden.

In Ihrem Leitungswasser finden sich allerdings noch ganz andere Dinge – und zwar bis zu 2000 verschiedene Stoffe: darunter Chlor, Chloramin, Chrom, Fluor, Pestizide (Spritzmittel), Herbizide (Unkrautbekämpfungsmittel), Antibiotika, Hormone (wie die Überbleibsel der Antibabypille, die die Klärwerke nicht rausgefiltert bekommen). Der amerikanische Skincare-Experte Josh Rosebrook empfiehlt seinen Kunden, Leitungswasser noch nicht einmal zur Reinigung der Haut zu verwenden, weil die darin enthaltenen giftigen Stoffe »den ph-Wert stören und Ursache vieler chronischer Hautprobleme sind«. Dass man es dann schon gar nicht trinken beziehungsweise zur Essenszubereitung oder zum Teekochen verwenden soll, versteht sich wohl von selbst.

Und noch etwas tummelt sich in diesem Grundnahrungsmittel: Plastik! 83 Prozent des weltweiten Leitungswassers ist damit verseucht, berichtet OrbMedia, ein unabhängiges Journalistennetzwerk mit Sitz in Washington. In Europa sind es »nur« 72 Prozent. Die Kläranlagen schaffen es einfach nicht, die Kleinstteile rauszufiltern.

Die *BILD*-Zeitung ließ im September 2017 Proben in Deutschland untersuchen: In Hamburg und Dortmund zum Beispiel fanden Forscher pro halbem Liter Leitungswasser im Durchschnitt 2,5 Teile Mikroplastik (jedes zwischen 0,1 und fünf Millimeter lang). Die einzig unbelastete Probe war aus dem Deutschen Bundestag in Berlin. Ich kann nur mutmaßen, woran das liegt.

Bei Meerestieren führen diese Teilchen zu Leber- und Zellschädigungen. Zudem wirken sie wie kleine Gifttransporter im Körper. Sie ziehen Schadstoffe an und geben sie, im Organismus angekommen, wieder ab. Ob das beim Menschen auch so ist, weiß man noch nicht. Aber ganz ehrlich: Möchten Sie mit Plastik im Körper herumlaufen? Ich finde die Vorstellung widerlich und beängstigend.

Umweltgifte

Was also tun? Die beste (und auf Dauer kostengünstigste) Lösung ist, sich zu Hause einen Filter am Wasserhahn einzubauen. Vergessen Sie aber bitte sofort diese »Brita«-Filter mit Aktivkohle, die man überall bekommt. Der Schadstoffgehalt des Wassers ist nach der Filterung damit oft höher als zuvor.

Man kann sich mit dem Kauf eines solchen Geräts tatsächlich ewig beschäftigen, im Internet recherchieren, Artikel und Testberichte lesen, mit Experten sprechen, von denen jeder eine andere Meinung dazu haben wird. Im Anhang habe ich Beispiele aufgeführt, die bezahlbar sind und gute Ergebnisse liefern.

Das nächste Problem: Worin bewahrt man das Wasser auf? Dass in Plastikflaschen Weichmacher (Bisphenol A oder kurz BPA) enthalten sind, die schnell in die Flüssigkeit übergehen und im Körper mal wieder wie das weibliche Geschlechtshormon Östrogen wirken (auch und gerade bei Männern), ist bekannt. Abgesehen davon, braucht eine solche Flasche bis zu 700 Jahre, um zu verrotten. Wir müllen gerade den ganzen Planeten damit zu. Im Meer schwimmen Inseln, die nur aus Plastik bestehen und die teilweise größer sind als Länder wie zum Beispiel Indien. In den Mägen der Fische, die auf unserem Teller landen, finden sich Unmengen von diesem Zeug. Und so landet das Plastik dann wieder bei und in uns Menschen.

Okay, Plastikflaschen sind also raus. Glas ist natürlich eine Alternative. Es sieht schön aus und man kann es überall kaufen. Es gibt mittlerweile aber auch Flaschen aus Edelstahl, die absolut dicht sind. Das ist wichtig, wenn man viel unterwegs ist. Achten Sie beim Kauf aber unbedingt darauf, dass der Verschluss oder die Dichtung nicht aus Plastik ist.

Ernährung

Haben Sie mal in die Einkaufswagen der anderen im Supermarkt geschaut? Manchmal bin ich wirklich erschrocken, was man da so sieht. Es spricht ja nichts gegen eine Tiefkühlpizza ab und an. Oder ein paar Chips hin und wieder. Aber wenn man sich nur noch von Essen aus der Fabrik ernährt, muss man sich nicht wundern, dass es einem nicht gut damit geht. Die vielen Zusatzstoffe belasten unsere Leber. Wir nehmen nur leere Kalorien zu uns und verhungern praktisch mit vollem Bauch. Wir belasten uns mit unnützem Ballast, anstatt unseren Körper zu »nähren«.

Was unser Körper prinzipiell braucht, ist echte Nahrung; richtige Lebensmittel, die den Namen auch verdienen: Mittel zum Leben. Und diese am besten so wenig wie möglich belastet, frei von Farbstoffen, Pestiziden, E-Nummern (Lebensmittelzusatzstoffen) und so weiter. Alles direkt aus der Natur, unverändert, unbehandelt und so frisch wie möglich: allem voran Gemüse, bevorzugt das richtig sattgrüne. Denn das enthält viel Chlorophyll, den grünen Pflanzenfarbstoff, der wahnsinnig wertvoll und gesundheitsfördernd für uns ist. Chlorophyll bindet Gifte im Körper, macht Krankheitserreger unschädlich, fördert die Durchblutung und Wundheilung, entwässert, reguliert die Darmtätigkeit und unterdrückt das Wachstum schädlicher Bakterien.

Neben Gemüse gibt es natürlich noch andere Dinge, die man essen kann und soll: ein bisschen Obst, eventuell Fleisch und Fisch, Nüsse, Hülsenfrüchte, Getreide. Alles Dinge ohne Inhaltsstoffe, deren Namen man kaum aussprechen kann.

Das am häufigsten angebrachte Argument gegen solch eine Ernährung ist der Preis. Aber das lasse ich nicht gelten. Auch Discounter haben Gemüseabteilungen und Bioprodukte. Man muss sich vielleicht ein wenig umstellen und erst mal neue Rezepte finden, aber Ihre Gesundheit und Ihr Körper sollten Ihnen das wert sein. Ich will Ihnen

Umweltgifte

überhaupt nicht mit einem hoch erhobenen Zeigefinger kommen. Ich möchte Sie nur sensibilisieren. Es macht einfach keinen Sinn, Belastungen und Toxine an der einen oder anderen Stelle zu vermeiden, beim Essen aber nicht darauf zu achten. Und es gibt sogar eine gute Nachricht: Je weiter die Entgiftung voranschreitet, je mehr Ihr Körper, Ihre Hormone und Organe wieder in Balance geraten, umso mehr werden Sie ganz von allein Lust bekommen auf gesundes, wertvolles, nährendes Essen.

Vergessen Sie dabei aber auf keinen Fall gute Fette! Kokos-, Oliven-, Hanf-, Kürbiskern- und Leinöl, nur kaltgepresst, sind unabdingbar. Kaufen Sie diese immer in kleinen Mengen und möglichst frisch, da sie sich nicht so lange halten. Und bewahren Sie sie an einem kühlen, dunklen Platz auf.

Zusätzlich kann man mit folgenden Stoffen aus der Natur nachhelfen.

KURKUMA

Das hellgelbe Gewürz, das dem Curry seine charakteristische Farbe gibt, erlebt in letzter Zeit geradezu eine Blüte. »Goldene Milch« heißt das In-Getränk, das viele anstatt Kaffee zu sich nehmen. Es besteht aus einer Paste aus Kurkuma, geschältem Ingwer, Muskatnuss, schwarzem Pfeffer und Wasser. Den Pfeffer (oder besser das darin enthaltene Alkaloid Piperin) braucht es übrigens, um die Resorbierbarkeit der im Kurkuma enthaltenen Wirkstoffe um das Zweitausendfache zu erhöhen.

Rezept: Goldene Milch
2 TL Kurkumapulver (am besten in Bio-Qualität)
1 daumengroßes Stück Ingwer, gerieben
frisch geriebene Muskatnuss
1 Prise frisch gemahlenen schwarzen Pfeffer
150 ml Wasser

*Das Wasser mit dem Kurkumapulver in einem Topf unter
ständigem Rühren erhitzen, bis es eindickt. Den geschälten,
geriebenen Ingwer, Muskat und frisch gemahlenen Pfeffer
dazugeben und so lange auf kleiner Flamme köcheln, bis
eine Paste entsteht. Das dauert etwa acht bis zehn Minuten.
Im Kühlschrank hält sich die Masse gut zwei bis drei Wochen.
Mischen Sie einen Teelöffel pro Tasse mit heißer (Pflanzen-)
Milch und geben Sie je nach Geschmack ein wenig Honig,
Agavendicksaft oder Ahornsirup und zum Beispiel Kokosöl
(die Wirkstoffe sind kaum wasserlöslich, daher braucht es Fett)
dazu. Zum Schluss bestreuen Sie das Ganze, wenn Sie mögen,
mit Zimt. Das Rezept stammt ursprünglich aus dem Ayurveda,
und das Getränk schmeckt nicht nur gut, sondern ist auch noch
wirkungsvoll. In den vedischen Schriften wird die »Goldene
Milch« als »das Gesündeste, was man zu sich nehmen kann«
bezeichnet.*

Das im Kurkuma enthaltene Curcumin oder Kurkumin besitzt ent-
zündungshemmende und antioxidative Eigenschaften. Es fördert die
Verdauung und reguliert den Stoffwechsel. In Studien wurde nachgewiesen, dass es das Tumorwachstum bei Krebs hemmt, bei Atem-
wegserkrankungen hilft und sogar gegen Alzheimer gute Ergebnisse
erzielt. Das Wichtigste aber: Kurkumin regt die Lebertätigkeit und
damit die Entgiftung an und unterstützt den Körper bei der Ausleitung von Quecksilber.

Wenn Ihnen die »Goldene Milch« nicht schmeckt oder die Zubereitung zu aufwändig ist – man kann die Paste mittlerweile übrigens auch schon fertig in Bioläden kaufen –, gibt es als Alternative auch Kurkumakapseln zu kaufen. Achten Sie, wie beim Pulver, auch hier darauf, dass Sie Bioqualität erstehen, da herkömmliche Gewürze oft bestrahlt werden, bevor sie in den Verkauf gelangen. Außerdem sollte auch in den Kapseln zusätzlich Piperin aus schwarzem Pfeffer für eine bessere Aufnahme des Kurkumins im Körper enthalten sein.

TAURIN

Das schwefelhaltige Taurin kennen Sie eventuell von Energy-Drink-Dosen. Angeblich soll die Substanz aufputschen. Dass sie wirklich wach macht, ist wissenschaftlich nicht bewiesen. Und trotzdem wirbt man gern damit.

Erwiesen ist allerdings, dass Taurin ein extrem wertvoller Helfer zur Unterstützung des Körpers bei der Entgiftung und beim Abnehmen ist. Es entsteht beim Abbau von Cystein (einer Aminosäure) im Zusammenspiel mit Methionin (ebenfalls eine Aminosäure), ca. 50 bis 125 Milligramm werden täglich gebildet. Es spielt eine wichtige Rolle bei der Fettverdauung, da es Bestandteil der Gallensäure ist. Zudem unterstützt es die Fettverbrennung und hat eine leicht entwässernde Wirkung. Es wirkt entzündungshemmend und zellmembranschützend (zum Beispiel in der Netzhaut im Auge und im Nervensystem). Rund 75 Prozent des im Körper enthaltenen Taurins sind in den Muskeln gespeichert, die restlichen 25 Prozent befinden sich vor allem im Gehirn, im Herz und im Blutkreislauf.

Durch seine antioxidativen Fähigkeiten unterstützt das farblos-kristalline Pulver die Leber aktiv bei der Entgiftung und Ausleitung von Chemikalien, Umweltschadstoffen und anderen Toxinen.

Übrigens: Der Stoff hat seinen Namen von »Taurus«, griechisch für »Stier«. Denn 1827 wurde der Stoff erstmals in der Galle dieser

Tiere nachgewiesen. Aber keine Angst, es wird heutzutage garantiert synthetisch hergestellt, nicht aus Stierhoden, wie manche (Red-Bull-) Legende versucht, einem weiszumachen…

Taurin kommt vor allem in tierischem Eiweiß vor und dabei vor allem in Thunfisch, Austern, frischen Muscheln und Dorsch. Fische und Meerestiere sind allerdings extrem schadstoffbelastet. Daher ist deren Verzehr eher nicht zu empfehlen, wenn Sie gerade entgiften möchten. Außerdem findet sich Taurin in Milch, Käse, Eiern, Innereien, Rindfleisch und Hühnerschlegeln. Auch nicht gerade unproblematisch, nicht nur für Vegetarier und Veganer.

Ratsamer ist daher die Einnahme in Kapselform: Experten raten zu einer Dosis von 0,5 bis drei Gramm pro Tag am Morgen. Übertreiben Sie es aber nicht. Zu viel davon kann Magenschmerzen verursachen. Wenn Sie Diabetiker sind, müssen Sie allerdings vorsichtig sein. Die Zugabe von Taurin im Zusammenspiel mit Cystin kann den Bedarf an Insulin senken. Besprechen Sie es also lieber mit Ihrem Arzt, bevor Sie auf eigene Faust drauflosprobieren.

MSM

Schwefel hört sich für viele nach stinkenden, giftigen Quellen in Island oder nach dem Geruch von hart gekochten Eiern an. Für unseren Körper ist die Stoffgruppe allerdings lebensnotwendig. Und trotzdem nehmen wir viel zu wenig davon zu uns, weil der in der Natur vorkommende Schwefel, zum Beispiel in Kohlsorten, immer mehr herausgezüchtet wird. Methyl-Sulfonyl-Methan, auch Dimethylsulfon genannt (kurz MSM), unterstützt die Entgiftungsleistung des Körpers immens und hilft gegen Entzündungen. Menschen mit einem »Leaky Gut« profitieren von seiner positiven Wirkung, ebenso wie Allergiker.

Fleisch, Geflügel, Fisch und Eier enthalten MSM. Allerdings geht es durch die Verarbeitung der Lebensmittel zum großen Teil verloren. Daher ist eine Zufuhr mithilfe von Tabletten oder Pulver ratsam. 2000 bis 6000 Milligramm über den Tag verteilt, in zwei bis drei Dosen eingenommen, sind empfehlenswert, allerdings nicht abends zu nahe an der Schlafenszeit. Die Einnahme von Vitamin B12 verbessert die Aufnahme von MSM.

ALPHA-LIPONSÄURE

Diese schwefelhaltige Fettsäure kann sowohl wasserhaltige als auch fetthaltige Gewebe entgiften. Sie schützt unser Entgiftungsorgan Nummer eins, die Leber, vor Toxinen, indem sie gebunden und daher in ihrer negativen Wirkung gehemmt werden. Auch zur Schwermetallentgiftung eignet sich Alpha-Liponsäure hervorragend.

Alpha-Liponsäure darf nicht zusammen mit Tabletten genommen werden, die Kalzium, Magnesium oder Eisen enthalten, da sie mit Metallen Chelatkomplexe bildet. Diese werden dann ungenutzt aus dem Körper geschleust, man schmeißt also das Geld für diese Nahrungsergänzungsmittel sprichwörtlich in die Toilette.

Zur Entgiftung empfehlen Experten eine Dosis von 600 bis 1200 Milligramm, die man über den Tag verteilt zu sich nimmt. Beim Kauf sollte man darauf achten, dass man Kapseln aussucht, die sich erst im Darm auflösen. Tabletten können Magenschmerzen verursachen. Noch wirksamer als Kapseln sind Alpha-Liponsäure-Infusionen, weil sie den Darm umgehen und direkt übers Blut an die richtigen Stellen im Körper gelangen. Sprechen Sie Ihren Arzt oder Heilpraktiker darauf an.

SELEN

Selen haben Sie schon auf den Seiten rund um die Autoimmunerkrankung Hashimoto Thyreoiditis kennengelernt. Neben der Fähigkeit, die Umwandlung des stoffwechselinaktiven Schilddrüsenhormons T4 ins stoffwechselaktive T3 zu unterstützen, hemmt das Spurenelement

Entzündungen im Körper und unterstützt die Entgiftung: Selen spielt eine tragende Rolle beim Aufbau des entgiftenden Glutathions und bei der Ausleitung des hochgiftigen Metalls Quecksilber, das wir vor allem über die Atemluft, beim Verzehr von Fischen, durch Energiesparlampen und Amalgamfüllungen, die zu einem nicht unerheblichen Prozentsatz von circa 50 Prozent daraus bestehen, aufnehmen.

Deutschland ist Selenmangelland! Tun Sie Ihrem Körper etwas Gutes und unterstützen Sie ihn mit 200 Mikrogramm pro Tag in Form von Natriumselenit. Am besten nimmt man das Spurenelement abends ein.

B-VITAMINE

Im Kapitel rund um Vitamin-, Mineral- und Eiweißmängel haben Sie schon ausführlich über die entgiftende Wirkung der Gruppe der B-Vitamine gelesen. Grundsätzlich braucht der Körper alle Vitamine, Mineralien, Aminosäuren und Spurenelemente in ausreichender Menge, um entgiften (und auch abnehmen) zu können. Die B-Vitamine nehmen dabei aber eine besondere Rolle ein. Also denken Sie daran, bei einem Mangel an Vitamin B12, unter dem vor allem Vegetarier und Veganer oft leiden, rechtzeitig die Depots aufzufüllen.

Übrigens erhöhen eingelagerte Gifte, wie zum Beispiel Quecksilber, den Bedarf an Vitaminen und Co. immens. Daher kann ein vorhandener Mangel auch aus einer zu hohen Toxinbelastung des Körpers resultieren.

ZEOLITHE

Je mehr Entgiftungsmaßnahmen Sie durchführen, umso mehr gelöste Toxine müssen über die Nieren, die Leber, die Haut und den Darm aus Ihrem Körper geschleust werden. Damit diese auf dem letzten kleinen Stückchen Weg, nämlich durch die Darmschleimhaut, nicht wieder resorbiert und zurück in den Blutkreislauf geschickt werden, sollte man sie binden. Das geht am besten mit dem Naturmineral Zeolith (zum Beispiel »Zeobent«, eine Art Heilerde). Das ist ein braunes Pulver, das aussieht wie vermahlene Erde – und es schmeckt auch so.

In lauwarmem Wasser gelöst und morgens auf nüchternen Magen oder abends vorm Zubettgehen getrunken, hat es eine unschlagbare Kraft, Gifte an sich zu binden und aus dem Körper zu schleusen. Achten Sie darauf, dass Sie genügend Abstand zur Einnahme von Medikamenten einhalten, da sonst auch diese ungenutzt mit herausgespült werden.

Sie sollten dazu immer Basenpulver einnehmen, da Heilerden von Natur aus Aluminium enthalten, das auf keinen Fall im Körper bleiben soll. Das basische Pulver verhindert dies.

KPU-ENTGIFTUNGSSCHWÄCHE

Die Kryptopyrrolurie oder kurz KPU (manchmal auch Hämopyrrollaktamurie oder HPU genannt) ist eine Stoffwechselstörung, von der nach Schätzungen von Ärzten circa zehn Prozent der deutschen Bevölkerung betroffen sind. Das sind immerhin mehr als acht Millionen Menschen. Kaum einer kennt diese Krankheit, die weiter verbreitet ist als Diabetes und die Patienten in ihrem alltäglichen Leben extrem beeinträchtigt. Dabei wurde KPU in der medizinischen Literatur bereits in den 1960er-Jahren beschrieben.

Im Verlauf dieser Krankheit werden vor allem Vitamin B6, Zink und Mangan vermehrt über den Urin ausgeschieden. Der dadurch auftretende extreme Mangel wirkt sich negativ auf die Psyche aus, erzeugt Schlafstörungen, Haar- und Hautprobleme, extreme Erschöpfung, Allergien, chronische Schmerzen, Zyklusstörungen bei Frauen, Migräne, Verdauungsprobleme und Gewichtszunahme. Oft tritt KPU auch in Zusammenhang mit Autoimmunerkrankungen wie Hashimoto Thyreoiditis oder Multiple Sklerose auf. Und es kann die Ursache vieler anderer Beschwerdebilder und gesundheitlicher Probleme sein.

Eine der möglichen Folgen von KPU ist eine immense Entgiftungsstörung, hervorgerufen durch das Fehlen von Vitamin B6, Mangan und Zink. Sollte ein Arzt oder Heilpraktiker bei Ihnen diese Krankheit diagnostizieren, müssen Sie vor allem die vorliegenden Mängel ausgleichen – und zwar ein Leben lang. Da Ihr Körper nicht in der Lage sein wird, Vitamin B6 in seine aktive Form umzuwandeln, müssen Sie diese direkt einnehmen: Pyridoxal-5-Phosphat (kurz P5P).

Schwitzen

Jedes Mal, wenn wir ordentlich schwitzen, werden über die Haut Gifte, Chemikalien und sogar Schwermetalle ausgeschieden. Saunieren ist daher eine effektive Art zu entgiften. Finnische Saunen eignen sich besonders gut, aber auch Infrarotkabinen, die es in immer mehr Fitnessstudios und Wellnessbereichen von Hotels gibt, sind großartig für diesen Zweck. Die Strahlen der Infrarotlampe werden beim Auftreffen auf die Haut in Tiefenwärme umgewandelt, was von den meisten als sehr entspannend empfunden wird. Und noch ein Vorteil: Infrarotkabinengänge sind nicht ganz so anstrengend für den Kreislauf.

Umweltgifte

ZUSAMMENFASSUNG:

> Gifte im Körper machen dick, krank und unglücklich.

> Über die Haut, den Darm und die Lunge nehmen wir sie ständig und überall auf.

> Toxine sind in der Nahrung, im Wasser, in Möbeln, Kleidung, Kosmetika und in der Luft.

> Umweltmediziner sind sich sicher, dass die steigende Zahl an Umweltgiften heutzutage Auslöser für die meisten chronischen Krankheiten ist – und in vielen Fällen auch für den weltweiten Trend zu Übergewicht.

> Für einen gesunden Körper und eine gesunde Psyche ist eine ständige Entgiftung unbedingt nötig.

> Mithilfe von Vitaminen und Mineralien, den richtigen Nahrungsmitteln und purem Wasser kann man den Körper bei der Entgiftung unterstützen.

> Indem man die Belastung in seinen eigenen vier Wänden reduziert, schafft man ein Klima, in dem es dem Körper leichtfällt, loszulassen.

> KPU ist eine angeborene oder erworbene Krankheit, in deren Folge eine Entgiftungsschwäche entsteht und die oft mit einer unerwünschten Gewichtszunahme, totaler Erschöpfung und vielen anderen Beschwerden einhergeht. Nur mit der Aufnahme des fehlenden Vitamins B6, Zinks und Mangans kann man eine Besserung herbeiführen.

Die Psyche

Ich glaube, ich weiß, was Sie bei der Überschrift dieses Kapitels gedacht haben: Jetzt will sie mir erzählen, dass bei mir im Kopf etwas nicht stimmt. Ich kann Sie beruhigen. Das will ich nicht! Genau das Gleiche musste ich mir nämlich jahrelang von verschiedenen Ärzten anhören, während sie mir Rezepte mit Antidepressiva unter die Nase hielten. Auf der Suche nach einem Namen für meine unzähligen Beschwerden kamen die Mediziner immer wieder zu dem Schluss, dass es die Psyche sein müsste. Oder deutlicher: Dass ich mir das alles nur einbilde. Ich hingegen war mir sicher, dass irgendetwas mit meinem Körper nicht stimmte – und dass als Folge davon natürlich auch meine Seele litt. Ich sollte recht behalten. Obwohl...

Jahre später trennte ich mich von meinem Mann. Und da solch ein gravierender Einschnitt im Leben meiner Meinung nach ein guter Moment ist, in seinem eigenen Dasein mal richtig aufzuräumen, suchte ich mir Hilfe bei unterschiedlichen Arten von »Therapeuten«. Auch da muss jeder für sich selbst das Richtige finden. In meinem Fall waren es eine energetische Heilpraktikerin und später ein Hypnosearzt.

Wer sich schon einmal auf solch eine Reise zu sich selbst begeben hat, weiß, dass das nicht immer ein Spaziergang ist. Da werden alte Wunde aufgerissen, um sie endgültig heilen lassen zu können. Erfahrungen aus der Kindheit werden angeschaut, um sie verstehen und hinter sich lassen zu können. Personen aus der Vergangenheit erstehen

Die Psyche

in Gesprächen förmlich wieder auf, nur um sie dann endgültig loslassen zu können. Ich habe in diesen Sitzungen gelacht, gestaunt und vor allem viel geweint. Und auch wenn das wahnsinnig anstrengend sein kann – und in den meisten Fällen auch ist: Es geht einem danach Stück für Stück besser. Nach jeder Sitzung löst sich eine Art Knoten. Und mit dem Gefühl der Befreiung und einer gewissen emotionalen Leichtigkeit wird auch das Abnehmen einfacher. Wenn der seelische Ballast geht, wird der körperliche Schutzwall unnütz. Die Mauern, die man um sich oder zumindest um manche Teile seines Lebens und Erinnerns hochgezogen hat, haben plötzlich ausgedient. Man lässt los: Trauer, Wut, Angst, Schock, Scham… Und die Physis macht mit, ohne dass man viel dafür tun muss.

Ich bin fest davon überzeugt, dass es im Leben eines jeden Einzelnen die richtigen Zeitpunkte für solch einen Schritt gibt. Das Wichtigste ist nämlich, dass Sie es wirklich wollen. Wie schon beschrieben: Es gibt angenehmere Hobbys, als sich seiner Vergangenheit zu stellen. Aber das Ergebnis ist meist großartig.

Und wenn Sie sich entschließen, das Thema auf diese Art anzugehen, wird es Ihnen ständig begegnen. Freunde erzählen von ihren Erfahrungen, man liest darüber in Zeitschriften, sieht etwas darüber im Fernsehen – und stolpert in diesem Buch über das Thema. Irgendwann ist der Wunsch in Ihnen dann so groß, es auch auszuprobieren. Verstehen Sie mich nicht falsch: Ich möchte niemanden in eine Therapie hineinreden, wenn es nicht nötig ist. Aber in unserer Gesellschaft, in der lieber mit dem Handy gespielt als mit anderen Menschen gesprochen wird, gibt es viel Bedarf für ernsthafte und tiefer gehende Gespräche. Und manchmal ist ein unbeteiligter Dritter mit der nötigen professionellen Distanz der beste Gesprächspartner.

Ob klassische Psychoanalyse, Hypnosetherapie, Kinesiologie oder Gesprächstherapie – mit welcher Art von Therapeuten Sie sich zusammensetzen, bleibt ebenfalls ganz Ihnen überlassen. Fragen Sie mal im Freundes- und Bekanntenkreis herum. Sie werden erstens erstaunt

Die Psyche

sein, wie viele schon Therapien gemacht haben. Und zweitens werden Sie sicher sehr gute Tipps bekommen. Menschen, die Ihnen nahestehen, können am besten einschätzen, welcher Arzt oder Therapeut etwas für Sie wäre. Und dann vertrauen Sie auf Ihr Bauchgefühl. Ein Erstgespräch ist meist kostenlos. Erkundigen Sie sich auch bei Ihrer Krankenkasse, ob die Kosten übernommen werden. Wenn nicht, sehen Sie es als Investition in Ihre glückliche Zukunft – und als eine Art Hilfsmittel auf dem Weg zu Ihrem Wunschgewicht.

Es gibt unzählige Studien, dass Psychotherapie beim Abnehmen helfen kann. Allerdings sind die Probanden dort gezielt zur Unterstützung ihrer Diät zum Therapeuten gegangen. Mein Weg war ein anderer – und der Gewichtsverlust sozusagen eine »Nebenwirkung«, wenn auch zugegebenermaßen eine sehr willkommene. Wie herum Sie es auch immer handhaben und sehen, es ist eine gute Sache. Für Ihren Körper *und* Ihre Seele!

ZUSAMMENFASSUNG:

❯ Seelische Blockaden unterbinden in vielen Fällen die Bereitschaft Ihres Körpers, Gewicht zu verlieren.
❯ Die Arbeit mit einem Therapeuten kann das ändern. Das haben Studien bewiesen.
❯ Das Wichtigste ist, sich jemanden zu suchen, der zu einem passt.
❯ Ob Hypnose, Kinesiologie, Gesprächstherapie – suchen Sie sich das aus, womit Sie sich wohlfühlen.

Kleine Helfer

Der Sinn dieses Buchs ist es, Ihnen zu erklären, dass ein funktionierender Körper, der mit sich im Einklang und in Balance ist, am einfachsten Gewicht loslässt. Aber man kann natürlich immer noch etwas Unterstützendes dazutun.

Die für Sie richtige Ernährung, das Auffüllen von Vitamin- und Mineralmängeln, Stressreduktion, adäquate Bewegung, perfekte Hormonwerte und Organe, die funktionieren, wie sie sollen, sind die Grundvoraussetzung für den Erfolg auf der Waage und im Spiegel. Da gibt es kein Vertun. Es gibt allerdings auch kleine Helferlein, die man ausprobieren kann, wenn man einen kleinen Push braucht.

Das Wichtigste bei der ganzen Angelegenheit ist, dass Sie sich nicht von reißerischen Werbesprüchen einfangen lassen und auf keinen Fall unnütz Geld ausgeben für Pülverchen oder Pillen, die man im Fernsehen oder in Zeitschriften angepriesen sieht. Gäbe es das eine Mittel, das immer und jedem beim Abnehmen hilft – wir alle wären so schlank wie Heidi Klum oder sähen aus wie Ryan Gossling. Heutzutage ist allerdings fast jeder dritte Mensch auf der Welt übergewichtig. Es kann also nicht sein, dass es schon *das* Allheilmittel gibt.

Die meisten Wundermittelchen enthalten zudem Stoffe, die zumindest für einige Menschen durchaus gefährlich sein können. Hohe Dosen Koffein, Guarana, Jod und andere Zusätze müssen nicht, können aber große Probleme bereiten und den Körper ganz weit von dem wegbringen, was wir eigentlich wollen: in Balance sein, ausgeglichen, funktionierend. Lassen Sie also lieber die Finger davon!

Mit den Produkten, die ich Ihnen in diesem Kapitel vorstelle, könnte das Abnehmen allerdings gelingen. Ich schreibe bewusst, es »könnte«. Denn es gibt zwar zu allen Stoffen wissenschaftliche Studien, die deren Wirkung bestätigen, aber jeder Körper reagiert anders. Im schlimmsten Fall passiert einfach nichts. Das Gute: Keines der Mittel ist überteuert, und man bekommt sie bei legalen Händlern mit Steuernummer und Rechnung. Manche sogar im Supermarkt.

Cayennepfeffer: Capsaicin heißt der Wunderstoff, der in dem scharfen roten Pulver dafür verantwortlich ist, dass der Hunger gedämpft und der Stoffwechsel beschleunigt wird. Zehn Gramm pro Mahlzeit reichen schon aus. Man kann natürlich jedes Essen damit würzen, aber das schlägt auf die Dauer ordentlich auf den Magen. Und wer isst schon immer gern scharf? Zum Glück gibt es Cayennepfeffer auch als Kapseln.

CLA: Konjugierte Linolsäure (CLA) kennen vor allem Bodybuilder und Kraftsportler. In diversen Studien wurde bewiesen, dass CLA hilft, Körperfett zu reduzieren und gleichzeitig schlanke Muskelmasse aufzubauen. Besonders das ungesunde abdominale Fett (im Unterleib) greift CLA an. Dieses wächst vor allem bei hormonellen Ungleichgewichten, unter denen viele Menschen heutzutage leiden. Drei bis vier Gramm pro Tag reichen, um die Stoffwechselrate nachweislich zu steigern.

Grüner Tee: Tee ist das beliebteste Getränk der Welt und grüner Tee wahrscheinlich das gesündeste. Es macht jung, wach, frisch – und hilft beim Abnehmen. Eigentlich ist es das im grünen Tee enthaltene Epigallocatechingallat (EGCG), dem diese überaus positiven Wirkungen zugesprochen werden. In mehreren Studien wurde nachgewiesen, dass EGCG die thermogenen Fettverbrennungsaktivitäten des Körpers aktiviert. Das bedeutet: Durch eine erhöhte Wärmeproduktion verbrennt Fett. Und das ganz ohne zusätzliche Bewegung.

Allerdings reicht es nicht aus, nur den Tee zu trinken. Die Aufnahme der gewünschten Wirkstoffe wäre zu gering. Daher greift man am besten auf Grünteekapseln zurück. Achten Sie beim Kauf auf den Polyphenol- oder EGCG-Gehalt. Denn nur der hat die gewünschte fettverbrennende Wirkung. Meistens bekommt man gute Qualität in Geschäften für Sportlernahrungsergänzungsmittel (siehe Anhang).

Vorsicht: Einige reagieren auf das enthaltene Koffein eventuell mit Zittern, Kopfschmerzen oder Schlafstörungen. Wenn Sie unter einer Nebennierenschwäche oder einer Überfunktion leiden, meiden Sie bitte jede Art von Stimulanzien wie grünen Tee. Und: Nehmen Sie die Kapseln nicht abends vorm Schlafengehen! Erholsamer Schlaf ist nämlich auch unerlässlich zum Abnehmen!

Hoodia: Vor einigen Jahren noch bekam man die Tabletten nur in Südafrika. Denn der Kaktus, aus dem der Rohstoff gewonnen wird, wächst nur in der Kalahari-Wüste. In Kapstadt begegnet einem das Mittel in jeder Drogerie oder Apotheke, und sogar im Supermarkt steht es im Regal neben Hustensaft und Kopfschmerztabletten. Früher nutzte man die Pflanze, weil sie hilft, den Hunger zu unterdrücken. Das lenkte die Menschen vor allem bei langen Märschen und in Zeiten der Nahrungsknappheit von Hungergefühlen ab. Heutzutage kommt es, zumindest in der westlichen Welt, kaum noch zu Nahrungsknappheit. Dafür bringt es schon mal einiges, wenn man einfach bei jeder Mahlzeit ein bisschen weniger isst. 400 Milligramm Hoodia vor dem Essen eingenommen sind eine nebenwirkungsfreie und ungefährliche Art und Weise, das zu unterstützen. Achten Sie auf ein reines Hoodia-Produkt ohne viele Zusätze. Entweder lassen Sie sich die Tabletten aus Südafrika mitbringen oder Sie bestellen sie im Internet.

Kleine Helfer

L-Carnitin: Dieses Mittel ist mittlerweile sogar schon in den deutschen Drogeriemarktregalen angekommen. Allerdings meist in viel zu geringer Dosierung. Wieder waren es die Kraftsportler, die als Erstes um die Fähigkeit von L-Carnitin wussten, Fett in Energie umzuwandeln und den Muskelaufbau zu unterstützen. Aber der vitaminähnliche Nährstoff kann noch viel mehr: Die Mitochondrien, die sogenannten Kraftwerke der Zellen, brauchen dringend L-Carnitin, um zu funktionieren. L-Carnitin schützt als Antioxidans unser Herz und stärkt das Immunsystem. Es senkt Cholesterin- und Triglyzeridspiegel, wirkt gegen das prämenstruelle Syndrom und chronische Müdigkeit. Außerdem schützt es den Körper vor Alterungssymptomen, verbessert die Durchblutung und das Wohlbefinden und hilft, das Hungergefühl in einem gewissen Rahmen zu halten.

Studien beweisen, dass den meisten Menschen mit zu viel Gewicht auf den Rippen L-Carnitin fehlt. Das Problem: Unser Körper kann nur einen kleinen Teil von 20 bis 25 Gramm speichern. Der benötigte Rest wird aus den Aminosäuren Lysin und L-Methionin zusammengebaut.

In unserer Nahrung kommt L-Carnitin (carne heißt »Fleisch« auf Lateinisch) vor allem in rotem Fleisch vor, sprich in Rind und Lamm. Allerdings ist der natürliche Gehalt durch die Fütterung mit Getreide und Soja extrem zurückgegangen. Ganz abgesehen davon, dass immer mehr Menschen auf Fleisch verzichten. Das bedeutet, man muss L-Carnitin auf andere Weise zu sich nehmen.

In wissenschaftlichen Studien wurde herausgefunden, dass Erwachsene täglich 500 bis 2000 Milligramm L-Carnitin zu sich nehmen sollen. Während einer Diät sollte man die Dosis auf 1000 bis 4000 Milligramm erhöhen. Am besten teilt man die Menge auf zwei Mahlzeiten auf.

Omega-3-Fettsäuren: Wir essen viel Fett, im Allgemeinen zu viel – und das falsche! Das richtige Fett verbessert nicht nur den Muskelaufbau, es ist auch gut für Herz und Hirn, lässt einen länger leben – und leichter abnehmen.

Es gibt unterschiedliche Arten von Fett: Transfette sind gehärtete Fette, die durch Erhitzung entstehen (in Fertigprodukten, Backwaren, Margarine, Fast Food, Frittiertem usw.). Sie haften als klebrige Masse an Zellwänden, in Blutbahnen und an Nerven und beeinträchtigen so ihre Funktion. Laufpapst und Bestsellerautor Dr. Ulrich Strunz nennt sie daher sogar »Killerfette«, denn keine andere Fettart hat derart fatale Auswirkungen auf die Gesundheit.

Dann gibt es nichtessenzielle gesättigte Fettsäuren, die der Körper selbst herstellen kann. Sie sind überlebenswichtig, haben aber einen schlechten Ruf. Eines davon ist Cholesterin. Viele bekommen schon Angst, wenn sie das Wort nur hören. Denn die Werbung gaukelt uns seit Jahrzehnten vor, dass Cholesterin uns alle umbringt. Aber das stimmt nicht ganz. Denn unser Körper braucht es dringend: Es stabilisiert die Zelloberfläche und bildet die Vorstufe für zum Beispiel weibliche und männliche Geschlechtshormone oder auch für Cortisol, das Fluchthormon. Etwas mehr als die Hälfte des benötigten Cholesterins kann der Körper selbst herstellen. Nur wenn wir mit der Nahrung zu viel zuführen, wird es tatsächlich gefährlich. Das überschüssige Cholesterin kann nämlich nicht ausgeschieden werden (der Energieaufwand wäre zu hoch), deshalb lagert es sich an den Gefäßwänden ab und verstopft sie so nach und nach. Die Folge: Herzinfarkt.

Und dann hätten wir da noch essenzielle ungesättigte Fette. Darunter fallen die mehrfach ungesättigten Fette Omega-3 und Omega-6. Von Letzterem nehmen wir meistens genug zu uns, eher schon zu viel, weil es unter anderem in Fleisch und Sonnenblumenöl vorkommt.

Omega-3-Fettsäuren hingegen schaffen es zu selten auf die Teller der meisten Menschen. Dabei sind sie unter anderem an der Eiweißsynthese, der Hormonproduktion, am Zellstoffwechsel und an der Vermeidung von Entzündungen im Körper beteiligt. Eine Studie der University of South Australia mit 75 Übergewichtigen ergab, dass

Probanden, die Fischöl zu sich genommen und dazu regemäßig Sport getrieben hatten, im Gegensatz zur Vergleichsgruppe wesentlich mehr Gewicht verloren und Fettmasse abgebaut haben. Die Wissenschaftler glauben, dass Omega-3-Fettsäuren den Blutfluss zu den Muskeln erhöht und dass dies zur Stimulierung von Enzymen beiträgt, die das Fett an die Stellen transportieren, wo es zur Energiegewinnung benötigt wird.

Natürlich kann man nun versuchen, möglichst viel Fisch zu essen – der leider heutzutage immens mit Quecksilber belastet ist. Oder man greift zu den pflanzlichen Alternativen: Lein-, Walnuss- und Rapsöl, Leinsamen oder Walnüsse. Oder zu Kapseln – die gibt es ebenfalls aus Fisch oder aus Krill, kleine Krebstierchen, die eine sehr kurze Lebensdauer haben und daher nicht so viel Giftstoffe aufnehmen können. Spirulina- und Chlorella-Algen sind ebenfalls gute Omega-3-Fettsäuren-Lieferanten. Es gibt inzwischen auch ein sogenanntes Algenöl zu kaufen, aus Schizochytrium- oder Ulkenia-Algen.

ALA, EPA, DHA sind die am meisten vorkommenden Omega-3-Fettsäuren. Achten Sie beim Kauf der Ersatzprodukte auf einen möglichst hohen Gehalt.

Pyruvat: Das Salz der Brenztraubensäure entsteht im menschlichen Körper bei sportlichen Aktivitäten, also immer wenn die Muskulatur arbeiten muss. Natürliche Quellen dieses Stoffs sind rohe Äpfel, Rotwein, bestimmte Käsesorten und dunkles Bier. Da man das alles nicht in rohen Mengen zu sich nehmen sollte, ist es von Vorteil, dass Pyruvat in Tablettenform angeboten wird. Erwachsene sollten etwa fünf Gramm über den Tag verteilt vor den Mahlzeiten einnehmen.

Forschungsergebnisse deuten darauf hin, dass Pyruvat nicht nur durch die erhöhte Fettverbrennung zur Gewichtsreduktion beiträgt, sondern auch die Muskelausdauer ansteigen lässt, was zu besserer Leistung im Training führt. Zudem verbessert es den Transport von Glukose und Proteinen in die Muskelzellen.

Kleine Helfer

Zink: Beim Fasten oder während Diäten besteht die Gefahr, dass der Körper die Umwandlung der Schilddrüsenhormone T4 ins stoffwechselaktive T3 senkt. Das bedeutet, der Stoffwechsel verlangsamt sich, man verbrennt weniger Kalorien. Daher kommt übrigens auch der Jo-Jo-Effekt. Deshalb empfiehlt es sich, Zink einzunehmen. 15 Milligramm unterstützen nicht nur den Stoffwechsel, sondern wirken auch einem potenziellen Testosteronmangel entgegen (siehe Kapitel »Die Hormone«).

Mein Tipp: Nehmen Sie Zink unbedingt immer zum Essen oder direkt danach. Einige Menschen reagieren auf die Einnahme auf leeren Magen mit überraschenden Brechanfällen. Das ist kein Witz, ich spreche da aus eigener, unschöner Erfahrung.

5-htp: 5-Hydroxytryptophan ist eine Vorstufe des Glückshormons Serotonin. Fehlt das, bekommen wir leicht Heißhunger auf Süßes, wir wollen belohnt werden. Studien haben belegt, dass schon die Einnahme von acht Milligramm 5-htp pro Kilogramm Körpergewicht täglich die Kalorienaufnahme so reduziert, dass man abnimmt. Und das, ohne sich bewusst beim Essen einzuschränken. Bei einigen Probanden hat sich auch der Schlaf verbessert, weil Serotonin abends in Melatonin umgewandelt wird.

Am besten nimmt man seine Dosis 5-htp auf nüchternen Magen am Mittag. Wenn Sie Antidepressiva einnehmen, ist 5-htp eventuell nichts für Sie. Besprechen Sie die Einnahme vorab mit Ihrem Arzt.

Ihre Verbündeten – Ärzte und Heilpraktiker

Beim Lesen haben Sie gemerkt: Viele Dinge und Ursachen kann man nicht durch Trial & Error selbst herausbekommen. Bei einem Verdacht lohnt es sich deshalb immer, einen Arzt, Heilpraktiker oder Alternativmediziner aufzusuchen. Die können anhand von Blutuntersuchungen, Stuhltests, Speichelproben und Analysen in guten Laboren schnell und sicher erkennen, was in Ihrem Körper schiefläuft und was Sie am Abnehmen hindert. Und dann können sie zusammen mit Ihnen gegensteuern.

Im besten Fall ist das eine einfache und zügige Sache. Je nach Krankenkasse muss man eventuell den einen oder anderen Test selbst zahlen. Aber das sollte uns unsere eigene Gesundheit wert sein! Wie viel Geld steckt man regelmäßig in sein Auto, in ein neues Smartphone oder den nächsten Computer ...

Es könnte Ihnen allerdings noch etwas anderes im Weg stehen. Die Ärzte selbst! Leider sind nicht alle bereit, wirklich zuzuhören, oder sind alternativen medizinischen Denkansätzen gegenüber wenig aufgeschlossen. Ich kann aus eigener Erfahrung sagen, dass man in deutschen Praxen nicht immer nett und verständnisvoll behandelt wird. Nicht nur ich habe den Satz »Stellen Sie sich nicht so an! Essen Sie weniger und machen Sie mal gefälligst Sport, dann klappt das schon mit dem Abnehmen« bei der Suche nach Hilfe mehr als einmal gehört. Die meisten lassen sich dadurch entmutigen, ziehen sich zurück und leiden still weiter, voller Selbstzweifel und immer im Glauben, selbst das Problem zu sein.

Das muss nicht so sein. Es kann aber passieren. Über die Gründe ließe sich viel spekulieren. Sicher liegt es an unserem Gesundheitssystem, das vielen Medizinern wenig Spielräume für unterschiedliche Untersuchungen und kaum ausreichend finanzielle Mittel für einen größeren Zeitaufwand pro Patient lässt. Die haben im Schnitt zwischen drei und acht Minuten pro neuem Patienten. Wie soll man sich da die Probleme des Einzelnen richtig anhören, geschweige denn, sich ausreichend mit dem Erzählten auseinandersetzen und richtig reagieren? Und prinzipiell ist gegen gesunde Ernährung und Bewegung ja auch nichts einzuwenden.

Zum Glück gibt es immer wieder wohltuende Ausnahmen: engagierte, interessierte Ärzte aller Fachrichtungen, die bereit sind, über den Tellerrand zu schauen. Was ich nach Jahren der Auseinandersetzung mit dem Thema gelernt habe, ist allerdings, dass es eher Heilpraktiker und Alternativmediziner mit ganzheitlicher Ausbildung sind, die sich mit der Problematik auskennen. Und dass man sich als Patient bei diesen Experten meist besser aufgehoben und behandelt fühlt.

Ich vertraue seit Jahren einem Schulmediziner mit ausführlicher naturheilkundlicher Zusatzausbildung und großem Interesse an allem abseits der klassischen Weißkitteltrampelpfade. Und meiner Freundin Kirsten, einer Heilpraktikerin, die sich ständig fortbildet und immer bereit ist, sich kritisch und interessiert auf Neues einzulassen. Das sind meine zwei Anlaufstellen, egal, was passiert.

Ich werde so oft gefragt, was der erste, richtige Schritt ist auf dem Weg zur Traumfigur. Meine Antwort ist immer: Suchen Sie sich einen Vertrauten! Sonst kämpfen Sie an zwei Fronten. Gegen das, was da in Ihrem Körper schiefläuft. Und gegen unwillige Ärzte. Und das ist erstens unglaublich anstrengend und zweitens furchtbar unnötig.

Es kann einige Zeit dauern, bis Sie den oder die Richtige gefunden haben. Gehen Sie zu unterschiedlichen Ärzten oder Heilpraktikern, schildern Sie kurz Ihr Anliegen – und folgen Sie Ihrem Bauchgefühl.

Ihre Verbündeten – Ärzte und Heilpraktiker

Man merkt schnell, ob man mit dem Gegenüber kann. Schließlich erzählt man dieser Person im Zuge der Behandlung intime Dinge und Einzelheiten. Oft helfen auch Empfehlungen von Freunden. Quetschen Sie diese doch einfach mal aus. Eventuell hat jemand ein Goldstück im Telefonbuch, und Sie müssen nur anrufen und einen Termin machen. So einfach kann's im Zweifel auch sein. Ich drücke Ihnen die Daumen!

Hören Sie in sich hinein!

Jetzt haben Sie es ja fast geschafft! Noch ein paar letzte Seiten, dann haben Sie alle Anhaltspunkte und Informationen, um zu Ihrem Wunsch-Ich zu finden. Zu all den Fachdetails gibt es aber auch noch einige ganz einfache Strategien, die diesen Weg definitiv leichter machen. Diese Dinge mache ich seit Jahren genau so, und ich habe sie auch schon in meinen ersten beiden Büchern empfohlen, in denen es um die Autoimmunerkrankung Hashimoto Thyreoiditis geht. Erstens, weil sie einfach umzusetzen sind. Und zweitens, weil die Ergebnisse erstaunlich gut und hilfreich sind.

Ganz allgemein gesprochen geht es um Aufmerksamkeit oder Achtsamkeit. Achtsamkeit sich selbst und seinem Körper gegenüber. Dazu sind wir eigentlich von Natur aus sehr gut in der Lage. Aber wir haben es verlernt. Weil wir uns ständig ablenken lassen, von anderen, von unseren Handys, anderen Meinungen, Informationen, von fremden Vorstellungen, die wir uns überstülpen lassen. Zurück zu sich selbst ist das Geheimnis. Manche bekommen bei der Vorstellung tatsächlich Panik. Kein Wunder: Wenn man sich jahrzehntelang dagegen gewehrt hat, genau auf sich selbst zu schauen, ist das zumindest ungewohnt.

Ich verspreche Ihnen, es wird sich nicht nur auf Ihrer Waage etwas ändern, wenn Sie sich selbst gegenüber achtsam sind. Manchmal verschwinden noch andere Dinge (oder Menschen) aus dem Leben, die da schon lange nicht mehr hingehört haben. Aber das werden Sie ja selbst sehen.

Das erste Hilfsmittel ist das gute alte Tagebuch. Schreiben Sie alles auf, was Ihnen in den Sinn kommt. Gefühle, Erlebnisse, aber auch, was Sie wann gegessen, welche Medikamente Sie wann genommen und welchen Sport Sie getrieben haben. Einfach alles, was Sie bewegt und beschäftigt. Nach und nach geben die einzelnen Tage ein großes Bild, an dem man ablesen kann, was Ihnen guttut und was nicht. Ob Sie dafür ein kleines Büchlein zu Hand nehmen, im Notebook eine Datei anlegen oder alles in Stichworten im Handy ablegen, bleibt dabei ganz Ihnen überlassen. Wichtig ist nur, dass es für Sie möglichst einfach in den Tag einzubauen ist. Sonst macht man das genau einmal und dann nie wieder. Und wir brauchen vor allem die Regelmäßigkeit.

Mit diesen Aufzeichnungen können Sie Ihre Erkenntnisse auch vor Ärzten besser belegen. Wenn man denen etwas Schriftliches vorlegt, hat das immer mehr Nachdruck als pures Reden Ihrerseits. Mediziner sind Wissenschaftler, und Studien sind im Großen und Ganzen nichts anderes als das, was Sie da im Kleinen an sich ausprobiert haben: Aufzeichnungen von Erfahrungen zum Vergleich mit anderen. Und mit wissenschaftlichen Arbeiten kennen sich die Herren und Damen in Weiß ja nun mal aus. Also sind Sie praktisch schon fast einer oder eine von ihnen. Auf jeden Fall werden Sie so ganz leicht zu Ihrem eigenen Experten. Und das ist das Ziel!

Hören Sie sich selbst zu, hören Sie in sich hinein, auf Ihren Körper, Ihre Seele, auf die Signale, die diese Ihnen jeden Tag senden. Mit der Zeit werden Sie merken, dass die Aufzeichnungen sich mehr und mehr weg von oberflächlichen Dingen bewegen. Wenn man genau hinschaut, wandert der Blick unvermeidlich in die Tiefe, ins Innere. Das ist das Gleiche, wenn das beobachtete Objekt das eigene Ich ist. Und das ist gut so! Nehmen Sie Ihre Gefühle, Empfindungen, Veränderungen körperlich wie seelisch wahr. Sie müssen sie gar nicht bewerten. Schreiben Sie sie einfach nur auf. Und je länger Sie dabeibleiben, werden Sie immer wiederkehrende Muster erkennen, Reaktionen

Hören Sie in sich hinein!

Ihres Körpers und Ihrer Seele auf Ereignisse, Menschen, Anstrengungen, Stress, aber auch auf schöne Dinge. Aus dem Bild, das sich dann nach und nach zusammensetzt, können Sie lernen und Ihre Schlüsse ziehen.

Wenn ich zum Beispiel abends noch eine Runde joggen gehe, kann ich schlechter einschlafen und habe am nächsten Morgen immer ein Kilo mehr auf der Waage. Nach dem, was Sie im Kapitel »Die Nebennieren« gelesen haben, scheint das ein Problem dieses Organs zu sein. Die Nebennieren werden durch die Anstrengung zu später Stunde angeregt, produzieren zu viel Cortisol, wodurch der Körper über Nacht nicht zur Ruhe kommen kann. Melatonin, das Reparier- und Schlafhormon, wird nicht in ausreichenden Mengen gebildet. Die Verdauung und Entwässerung funktionieren nicht wie gewünscht. Und schon fühlt man sich morgens unausgeruht, aufgequollen und schlecht gelaunt.

Jetzt die Schlussfolgerung zu ziehen »Ich gehe nie wieder laufen«, wäre ein wenig voreilig. Es wäre wahrscheinlich besser, etwas an der Uhrzeit, zu der Sie zu Ihrer Sporteinheit aufbrechen, zu ändern. Probieren Sie es mal morgens. Oder machen Sie abends Yogaübungen. Die können auch anstrengend sein. Man baut Muskeln auf und verbessert seine Ausdauer. Aber man pusht sich nicht ganz so hoch. Und wenn Sie mit einer Atemübung oder sogar Meditation enden, können Sie praktisch von der Matte direkt ins Bett umziehen, ohne Probleme mit dem Einschlafen zu bekommen. Ganz im Gegenteil.

Fragen Sie doch mal in Ihrem Freundes- und Bekanntenkreis oder in der Familie herum. Oft steht man mit vielen Dingen, die einem zuerst seltsam vorkommen, gar nicht allein da. Und vielleicht haben die anderen Betroffenen interessante Lösungen für sich gefunden, über die es sich lohnt, einmal nachzudenken.

Und ganz wichtig: Lesen Sie! Das Buch hier ist schon ein grandioser Anfang. Aber unser Körper, unsere Seele und der Zusammenhang von allem ist ein wahnsinnig komplexes Thema. Da gibt es immer

Hören Sie in sich hinein!

wieder neue Erkenntnisse und Sichtweisen. Und nur wer sich selbst gut kennt, kann die Dinge ändern, die ihn stören. Und zwar in allen Bereichen. Also, bleiben Sie neugierig!

Schlusswort

Ich kann mir vorstellen, dass Sie sich einigermaßen erschlagen fühlen durch die Fülle an Informationen, der ich Sie in diesem Buch ausgesetzt habe. Ich hoffe, Sie haben es bis hierher geschafft und nicht vorher aufgegeben, weil es ja leider doch immer einfacher ist, im alten Trott weiterzumachen, als etwas zu ändern. Auch wenn diese, vielleicht auch noch so kleine Veränderung am Ende große, lebensverbessernde Auswirkungen hätte...

Aber vor allem wünsche ich mir, dass es bei Ihnen an einigen Stellen klick gemacht hat, dass Sie gespürt haben, dass ich auf der einen oder anderen Buchseite tatsächlich Ihr persönliches Problem beschrieben habe. So geht es mir zumindest immer mit den Büchern, die besonders wichtig auf meinem Weg zu einem zufriedenen Leben mit meinem Körper, meiner Seele (und meinem Gewicht) waren und sind. Und selbst in Zeiten von Fernsehen, Internet, Social Media, Apps, Facebook und Instagram sind es Bücher, die mein Leben verändert, mir neue Wege gezeigt und Horizonte erweitert haben.

Aber noch einmal zurück zu unserem eigentlichen Thema: Sie verlieren automatisch Gewicht, wenn Ihr Körper und damit Sie selbst Ihre Mitte wiedergefunden haben – psychisch und physisch. Setzen Sie sich nicht unter Druck und versuchen Sie, das schlechte Gefühl abzuschütteln. Auch wenn Sie jetzt ganz viel wissen und am liebsten alles auf einmal umsetzen möchten – darum geht es nicht.

Den Titel *Ein paar Pfunde zu viel? Das ist nicht Ihre Schuld* habe ich ganz bewusst gewählt. Ich wünsche Ihnen, dass Sie aufhören, bei jedem Bissen ein schlechtes Gewissen zu haben. Und ich wünsche mir, dass Sie sich nicht schon schuldig fühlen, wenn Sie nur am Süßigkeitenregal im Supermarkt vorbeigehen. Das ist totaler Blödsinn! Sich zu entspannen ist der erste Schritt auf dem Weg zum Wunschgewicht – und zu Ihrem Wohlbefinden. Diese beiden sind untrennbar miteinander verbunden. Mit den Werkzeugen und Tipps, die ich Ihnen an die Hand gegeben habe, dem Wissen, dass Sie nicht allein sind, und der inneren Gelassenheit werden Sie die letzten paar Meter locker schaffen. Wie lange Sie dafür brauchen, ist ganz egal. Nur dass Sie sich dabei sicher und geführt fühlen ist wichtig.

Natürlich gibt es Essenzielleres im Leben als das perfekte Gewicht. Das wissen Sie, und das ist selbst mir als »Fernsehtussi« bewusst. Die Anzeige auf der Waage ist nicht alles; das Äußere, die Figur, die Kleider- und Konfektionsgröße eines Menschen sollten keinen allzu großen Stellenwert im Leben haben. Und doch tun sie es. In der Schule, im Job, bei der Partnersuche, im Sportverein, wenn Sie neue Leute kennenlernen – irgendwie und irgendwann wird all das immer ein Thema sein. Und wenn man sich in seiner Haut nicht wohlfühlt, dann ist es einem unangenehm. Das ist ganz selbstverständlich – und traurig zugleich. Denn es bremst Sie und lässt Sie nicht der oder die sein, die Sie sein könnten.

Aber wenn Sie sich wohlfühlen, wenn Sie fit und gesund sind, wenn Sie Kraft haben und Lust am Leben, dann können Sie alles schaffen. Und Sie können Ihr bestes Selbst sein. Genau das ist es, was dieses Buch erreichen möchte und was ich Ihnen für Ihre Zukunft wünsche.

Alles Gute!
Ihre Vanessa Blumhagen

Bezugslisten & Adressen

www.medizinfuchs.de
Viele rezeptfreie Medikamente zahlt die Krankenversicherung nicht. Damit die Kosten auf dem Weg zu Ihrem Wohlbefinden nicht explodieren, kann man Preise auf medizinfuchs.de vergleichen – und sich von der günstigsten Apotheke seine Sachen nach Hause schicken lassen. Eventuell muss man beim Porto aufpassen, dass das Päckchen nicht am Ende dann doch teurer ist als ein Einkauf in der Apotheke um die Ecke. Viele bieten aber auch schon kostenlosen Versand ab einem bestimmten Bestellwert an.

www.body-attack.de
Body Attack ist eine in Hamburg ansässige Firma, die vor allem Nahrungsergänzungsmittel für Bodybuilder produziert. Da diese allerdings meist besser über ihren Körper und die Funktionen Bescheid wissen als andere, lohnt es sich, manche Produkte hier zu kaufen: die Aminosäure L-Carnitin, Taurin, Zink oder auch Gaba für die Nebennieren. Die Qualität ist sehr hoch, genau wie die Dosierungen, und die Preise sind fair. Der Versand ist ab einem Kaufpreis von 40 Euro kostenlos.

www.biovea.com/de

Wer die geballte Menge an Nahrungsergänzungsmitteln und anderen Tabletten sucht, ist hier genau richtig. Auf dieser Website findet man alles: Vitamine, Mineralien und zum Beispiel auch das Schlafhormon Melatonin in relativ hoher Dosierung. Einziger Nachteil: Da die Produkte aus England geschickt werden, kann der Versand schon mal bis zu zwei Wochen dauern. Allerdings ist er kostenfrei, und die Produkte sind wirklich gut.

www.kloesterl-apotheke.de und www.receptura.de

Bioidentische Hormoncremes (zum Beispiel Progesteron), natürliche Schilddrüsen- und Rimkushormone (alles verschreibungspflichtig) sind zum Beispiel erhältlich in der Klösterl-Apotheke in München oder in der Receptura-Apotheke in Frankfurt am Main.

www.hormon-netzwerk.de

Dr. Volker Rimkus informiert hier über seine Rimkus-Hormonersatz-therapie und gibt zusätzliche Informationen. Zum Beispiel findet sich auf der Seite auch eine Liste von Rimkus-Therapeuten in Deutschland, Österreich, der Schweiz, den Niederlanden und Luxemburg.

www.akademie-laden.de

Hier gibt es relativ günstige und doch effektive Wasserfilter zu kaufen – neben vielen anderen nützlichen und giftfreien Dingen für Ihr Zuhause und Ihre Gesundheit. Der Filter sitzt in einem weißen oder grauen Kunststoffkasten, der an Ihren Wasserhahn in der Küche angeschlossen wird. Das Wasser wird nicht nur gefiltert, sondern auch verwirbelt. Es belebt und schmeckt herrlich weich. Man kann es nicht nur einfach trinken, sondern auch zum Kochen benutzen.

Bezugslisten & Adressen

Entweder bestellt man sich den Filter als Variante, die oben auf der Spüle steht, oder man bohrt ein Loch in die Arbeitsplatte und verstaut ihn darunter. Dann ragt nur noch ein silberfarbener Hahn nach oben heraus, was etwas besser aussieht. Die günstigste Ausgabe liegt aktuell bei 244 Euro, der Filter in Edelstahl-Design-Optik kostet 423 Euro und die Untertisch-Variante 519 Euro. Ein bis zwei Mal im Jahr muss der Filter im Gehäuse ausgetauscht werden. Kostenpunkt: 58 Euro.

www.ganzimmun.de
Das Labor in Mainz bietet eines der vielfältigsten Angebote an Stuhl- und Blutuntersuchungen an und hat meiner Meinung nach die beste Darstellung der Ergebnisse, die auch Laien sehr gut verstehen und nachvollziehen können. Vor allem Heilpraktiker arbeiten mit diesem Labor oft zusammen. Man kann sich aber auch als Selbstzahler Testsets schicken lassen, wie das Neuro-Balance-Package, mit dem man überprüfen kann, ob die Nebennieren erschöpft oder überaktiv sind.

www.zeolith-bentonit-versand.de
Beim Abnehmen und während einer Entgiftung muss man den Körper dabei unterstützen, die gelösten Giftstoffe abzutransportieren. Das beste Mittel dafür ist Zeobent. Hier kann man es in Pulver- oder Puderform (noch wirksamer) bestellen. Für unterwegs bekommt man auch Kapseln.

Quellen

DIE SCHILDDRÜSE

Izabella Wentz: *Hashimoto im Griff. Endlich beschwerdefrei mit der richtigen Behandlung*, VAK Verlags GmbH, 2015
Datis Kharrazian: *Schilddrüsenunterfunktion und Hashimoto anders behandeln*, VAK Verlags GmbH, 2016
Vanessa Blumhagen: *Jeden Tag wurde ich dicker und müder* und *Die Hashimoto-Diät*, beides mvg Verlag, 2013 und 2014

DIE LEBER

Andreas Moritz: *Die wundersame Leber- und Gallenblasenreinigung*, Voxverlag, 2014

DER DARM

Jörn Reckel: *Darm krank – alles krank*, Verlagshaus der Ärzte, 2016

DIE NEBENNIEREN

James L. Wilson: *Grundlos erschöpft*, Goldmann Verlag, 2011
Shawn Talbott: *The Cortisol Connection: Why stress makes you fat and ruins your health – and what you can do about it* und *The Cortisol Connection Diet: The breakthrough program to control stress and loose weight*, beides Hunter House Publishers (bisher beides leider nur auf Englisch), 2007 und 2004

Quellen

DIE HORMONE

www.drhuber.at und www.mueller-tyl.at
Die Websites der beiden österreichischen Hormonspezialisten Professor Dr. Johannes Huber und Professor Dr. Erich Müller-Tyl liefern verständliche Texte zum Thema Anti-Aging, Gewichtszunahme und -abnahme und sie erklären den Zusammenhang unseres komplexen (Hormon-)Systems mit dem Rest des Körpers.
Dr. med. Michael Platt: *Die Hormonrevolution*, VAK Verlags GmbH, 2013

DAS POLYZYSTISCHE OVARIALSYNDROM (PCOS)

Alisa Vitti: *Woman Code*, HarperOne, 2013

VITAMIN-, MINERAL- UND EIWEISSMÄNGEL

www.naturepower.de
Regina Garloff: »Vitamin C – die Wahrheit über das Wichtigste aller Vitamine«

DIE RICHTIGE ERNÄHRUNG FÜR SIE

Peter J. D'Adamo: *4 Blutgruppen – 4 Strategien für ein gesundes Leben* und *4 Blutgruppen – Richtig leben: Das individuelle Konzept für körperliches und seelisches Wohlbefinden*, Piper Verlag, beide 2014

UMWELTGIFTE

Joachim Mutter: *Lass Dich nicht vergiften*, Gräfe und Unzer, 2012
Joachim Mutter: *Grün essen!*, VAK Verlags GmbH, 2012
Sigi Nesterenko: *Entgiften von A bis Z*, Rainer Bloch Verlag, 2010
Dietmar Ferger: *Jungbrunnenwasser*, Librion Verlag, 2017

Dank

Solch ein Buch wie dieses hier entsteht nicht in ein paar Wochen. Voraus gehen Monate, wenn nicht Jahre, in denen man sich mit solch einem komplexen Thema beschäftigt. Und da ich meine Bücher eigentlich immer aus dem Impuls heraus schreibe, Dinge, die mich selbst interessieren und beschäftigen, weitergeben zu wollen, sind an der Entstehungsgeschichte auch immer zuallererst die Menschen beteiligt, die ganz nah an mir dran sind.

Diese Vertrauten müssen unglaublich viel Verständnis aufbringen, wenn ich in unzähligen einsamen Stunden beim Recherchieren und Schreiben am Küchen-, Schreib- oder Esstisch meiner Wohnung, in Flugzeugen, Hotelzimmern und Zügen keinerlei Zeit oder Gedanken für sie und ihre Probleme aufbringen kann. Und trotzdem sind sie da, um einen zu (unter-)stützen, zu motivieren und ehrliches Interesse an der Arbeit der Autorin zu zeigen, wenn es mal nicht so flutscht. (Und das tut es öfter, als einem lieb ist.)

»Ich kann jetzt nicht, ich muss Buch schreiben«, möchten alle meine Freunde für die nächste Zeit erst einmal nicht mehr hören, da bin ich mir ganz sicher.

Claudia, Jörg, Angi, Margot – ich danke euch von Herzen!

Patrick, du warst mir ganz plötzlich ganz nah. Das schönste Geschenk.

Oma Tina – du bist für immer in meinem Herzen. Ich liebe dich!

Papa, ohne dich wäre ich nicht der Mensch, der ich heute bin. Ich

Dank

bin unendlich froh, dich zu haben. Deine Liebe und Unterstützung bedeuten mir alles.

Dr. Til Steinmeier und Kirsten Gröling – ihr seid meine größten Lehrer! Ihr habt mir das Verständnis für das Wunderwerk Körper nahegebracht und meine Neugierde geweckt. Ich kann mit jeder Frage, jeder Idee zu euch kommen. Und dann helft ihr mir auch noch, fit und gesund zu bleiben. Danke! Danke! Danke!

Dr. Susanne Esche-Belke: Dein Vorwort ist das wunderbarste Entree, das ich mir für mein Buch hätte wünschen können. Deine Worte machen mich so stolz. Ich danke dir!

Bei niemandem fühle ich mich so gut aufgehoben wie bei Nelly und Manfred Baumann, wenn es um Fotos geht. Ihr seid so warmherzig, liebevoll und großartig. Vielen Dank für eure Freundschaft.

Und last, but not least: Catharina Stohldreier und das ganze Team vom Piper Verlag, die sehr, sehr viel Geduld mit mir hatten. Und gute Nerven! Ich weiß, Deadlines sind eigentlich dazu da, eingehalten zu werden. Auch wenn ich sie ein wenig nach hinten ausgedehnt habe, hat ja doch noch alles ganz gut geklappt…

Register

A

Abführmittel 65, 156
Adrenal Fatigue 81
Adrenalin 79, 82 f., 114, 166
Akne 97, 114, 124 f.
Aldosteron 82
Algen 47, 198
Alkohol 13, 49, 51 f., 58, 91, 128, 141, 160
Allergie 17, 31, 42, 50, 59, 64 f., 69, 72, 75, 102, 109, 171 f., 186
Alpha-Liponsäure 95, 184
Alternativmediziner 38, 42, 51, 112, 148, 201 f.
Aluminium 164, 172, 186
Aluminiumsalze 172
Aminosäuren 45, 54, 87, 95, 118 f., 142, 144, 151, 153 f., 182, 185, 196, 211
Angst 30, 50, 84, 87, 89 f., 101, 105, 108, 112, 118, 124, 190
Antibabypille 107, 109 f., 126, 156, 177
Antidepressiva 79, 155 f., 189, 199
Antikörper 32 ff., 40
Antriebslosigkeit 30, 105, 113
Apfelessig 73, 129
Apotheke 28, 39, 41, 55, 65, 95, 99, 117, 120, 146, 150, 195, 211 f.
Appetit 86, 145
Appetitlosigkeit 50, 57, 141, 143

Artischocke 53 f., 58
Asthma 70, 72, 149
Augen 40, 67, 110, 141, 168
Augenleiden 27, 30, 50, 85, 117, 147
Ausschlag 60
Autoimmunerkrankung 14, 29, 32, 34 ff., 43 ff., 64, 149, 184, 187, 205

B

Bacteroidetes 63 f.
Bakterien 34, 60 ff., 70, 75, 151, 173, 179
Ballaststoffe 58, 60, 73, 75, 127 f., 139, 152
Bandwürmer 67
Baubiologe 168 f.
Bauchspeicheldrüse 37, 40, 103 f., 125, 150
Behaarung 97, 106, 113 f., 124
Beine, unruhige (siehe Restless Legs)
Beruhigungsmittel 156
Bewegung 25, 34, 52, 58 f., 134 f., 167, 175, 193, 195, 202
Bindegewebe 107, 171
Biotin 140, 143 f.
Bittersalz 55
Bittertropfen 72, 133
Blähungen 72, 75
Blei 46, 164, 169

219

Blut 27 f., 32, 35, 39 ff., 46, 51, 54, 67, 106,
117 f., 130, 144, 147, 149, 151, 164, 173,
175, 182, 184, 186
-bahn 54, 59, 170, 197
-fett 105, 118, 130, 142
-gruppe 157 ff.
-gruppendiät 158 f.
-Hirn-Schranke 173
-hochdruck 109
-test/Blutbild 31, 75, 95, 97, 114, 139,
148, 170, 201, 213
-zucker 91, 95, 98, 100, 107, 109, 111,
129 f., 149
BMI 25
Brot 42, 75, 90 f., 140, 158
Brühe 92
Burn-out 80, 97

C

Calcium 41, 138
Candida 65 f.
Carrageen 74
Cayennepfeffer 194
Chemie 62, 115, 152, 164
Chemikalien 37, 173, 182, 187
Cholesterinsenker 156
Chrom 94, 129, 177
CLA 194
Clostridien 61 f.
Colon-Hydro-Therapie 76 ff.
Cordyceps 99
Cortisol 79, 82 ff., 94 ff., 105, 112, 115, 118,
147, 167, 197, 207
Crème 121, 148, 163, 170 ff., 212
Cytozyme AD 95 f., 98, 102

D

Daosin 70
Darm 23, 35, 38, 41 f., 44, 48, 54, 59 ff.,

106, 127, 131 f., 151, 153, 155, 165, 173,
176, 179, 183 f., 188
-dysbiose 60
-flora 59, 61, 63 f., 74, 133
-sanierung 60
-schleimhaut 59, 69, 74 f., 78, 151, 186
Deo 172
Depressionen 9, 30, 50, 65, 84, 87, 89,
102, 108, 111, 113 f., 118, 124, 126, 142 f.,
149
Detox 103
DHEA 79, 82 f., 97, 102, 105 f., 111, 121,
130
Diabetes 9, 14, 37, 45, 87, 104, 116, 124 ff.,
129, 149, 156, 186
Diaminoxidase (DAO) 69 f.
Dinkel 41
Durchfall 29, 59 f., 69, 72, 75, 85, 132,
142 f., 145, 147
Durst 29, 61, 82, 175

E

Eierstöcke 46
Eiweiß 22, 29, 31 f., 41, 43, 53, 55, 61,
71 ff., 88, 90, 117 f., 127, 141 ff., 151 ff.,
157, 160, 183, 197
Eiweißpulver 152 ff.
Ekzem 60
Elektrosmog 82, 166
Energie 46, 49, 56, 60, 63, 82, 87 ff., 90,
95, 97, 105, 114, 116, 121, 125,
128, 141 f., 146, 150, 160, 166, 196 f.
Energiestoffwechsel 29
Entgiftung 39, 51, 57, 71, 76, 98, 126, 155,
165, 175 f., 180 ff.
Entgiftungsorgane 44, 50, 53 f., 57, 166,
184
Entwässerung 82, 98, 117, 207
Entwässerungstabletten 156

220

Entzündung 34, 39, 41, 44, 50, 64, 68 f.,
  75, 86, 89, 105, 131, 143, 149, 159, 173,
  181 ff., 197
Enzyme 31, 39, 44, 71, 73, 90, 139, 152,
  171, 198
Erhitzung 46, 169, 197
Erschöpfung 30, 72, 80, 84, 92, 94, 96,
  99, 102, 109, 112, 124, 143, 186, 188

F

Farbstoffe 164, 174, 179
Fasten 58, 75 f., 78, 199
Feinstaub 164
Fertiggericht 42, 76, 127
Fett 29, 55, 61, 71, 87, 90, 105, 112, 114,
  116, 121 f., 127, 129, 141 f., 147, 149, 152,
  157, 160, 165, 194 ff.
  -moleküle 71
  -säuren 45, 52 f., 60, 63, 95, 100, 130,
  184, 196 f.
  -stoffwechsel 117
  -verdauung 49, 71, 73, 182
Fluor 171, 177
Fluorid 46, 171
Fingernägel 143
Firmicutes 63 f.
Fisch 47, 55, 66 f., 69, 72, 92, 130, 142,
  151, 157, 160, 178 f., 183, 185, 198
Fleisch 40, 43, 46, 52 f., 55, 61, 69, 72, 90,
  92, 108, 142, 151, 157, 160, 179, 183, 196 f.
Frieren 30, 148
fT3 32 f.
fT4 32 f.

G

Gallenblase 56, 71, 73, 107, 109
Gallensäure 182
Gehirn 29, 34, 46, 61, 67, 77, 96, 100 f.,
  143, 150, 175, 182

Gemüse 42, 52 ff., 58, 75, 91, 94, 127, 131,
  137 f., 141 ff., 151, 157, 160, 179
Geschmacksverstärker 52
Getreide 41, 92, 141 f., 151, 158, 179, 196
Globuli 41
Gluten 34, 41 ff., 72, 151, 160

H

Haar 30, 50, 134, 143, 151, 186
  -ausfall 17, 30, 85, 109 f., 112, 114, 124,
  135
  -farbe 50 f., 163, 170
Hafer 41
Handy 115 f., 118, 122, 167, 190, 205 f.
Hashimoto Thyreoiditis 14, 17, 29, 32 ff.,
  64, 149, 159, 184, 187, 205
Haut 29 f., 55, 59 f, 67, 72, 75, 85, 101,
  105 f., 109 f., 112 ff., 118, 124 f., 128, 134,
  141 ff., 148, 151, 164 f., 170, 172, 174 f.,
  177, 185 ff.
Heißhunger 29 61, 66, 79, 86 f., 94, 109,
  111, 128, 199
Herbizide 177
Herz 29 ff., 40, 46, 70, 82, 84, 87, 114,
  118, 126, 130, 149 f., 182, 196 f.
Herzrasen 30, 41, 143
Hippokrates 59
Histaminintoleranz 69 f., 78
Hitzewallungen 41, 87, 109, 112, 125
Hormone 10, 15, 27 f., 31 f., 35 f., 38 f., 44,
  47, 49, 65, 80, 83, 96, 103 ff., 124 f., 129,
  139, 144, 149, 171, 177, 180, 194, 197, 212
Hormonkreislauf 35, 48
Hormonsystem 23, 36 f., 103, 151
Hülsenfrüchte 53, 142 f., 151, 157, 179

I

Immunsystem 9 f., 14, 32 ff., 61, 78, 105,
  109, 142, 145, 151, 167, 196

221

Register

Immunzellen 34
Impotenz 31
Infusion 54, 67, 133, 140, 144, 184
Insulin 90, 111, 116, 125, 129 f., 132, 134,
149, 183
Insulinresistenz 14, 17, 124 ff., 129 f., 132,
134

J

Jod 45 ff.
Jodmangel 29, 45 ff.
Jucken 30, 60, 85

K

Kaffee 13, 32, 43, 46, 79, 83 f., 91, 96, 102,
128 f., 142, 160, 175, 180
Kalorien 24, 63 f., 68, 76, 87 f., 99, 111,
113, 137, 168, 179, 199
Koffein 102, 128, 193, 195
Kohlenhydrate 29, 62 f., 73, 90 f., 118,
127, 132, 141 f., 152, 157
Kokosöl 181
Kortison 73, 83, 97 f.
Kosmetik 170 ff., 188
Krankheit 14, 28 f., 36 ff., 41, 47, 60,
67 f., 80, 123 ff., 141, 146, 158, 167, 179,
186 f.
Krankheiten, chronische 50, 82, 89, 111,
145, 148, 188
Krebs 27, 29, 43, 46, 87, 98, 107, 109, 112,
116, 120, 126, 165, 171 ff., 181
Krebserregend 169, 171 f.
Kuhmilch 42
Kunststoffe 34, 52, 108, 164, 173

L

Labor 32 ff., 61, 64, 83 f., 201, 213
Leaky Gut 70, 74 ff., 151, 183
Leber 14, 17, 23 f., 35, 38, 40, 44, 48 ff.,
64, 66 f., 71, 76, 106, 131 f., 142, 144,
150, 153, 165 f., 177, 179, 181 f., 184 f.
-entgiftung 50 f., 54, 57, 144, 181 f.
-überlastung 50 f.
-wickel 56 f.
Leinsamen 53, 127, 198
Libido 31, 87, 97, 105, 108, 113, 121, 125
Lupus 35, 45, 149

M

Magensäure 71 ff., 74, 78, 133, 160, 175
Magnesium 45, 47, 95, 129, 138, 146 f.,
154, 170, 184
Mariendistel 54, 58
Medikament 49, 52, 57, 60, 71, 74, 78,
120, 132 f., 135, 150, 155 ff.
Meditation 57, 92, 207
Menstruationszyklus 29, 111
Metformin 132 ff.
Migräne 70, 75, 107, 186,
Möbel 164, 168, 188
MSM 183 f.
Müdigkeit 30, 37, 57, 65, 75, 80, 84, 90,
96, 99, 105, 112, 118, 124, 142 f., 149,
196
Multiple Sklerose 35, 37, 149, 187
Muskelabbau 30, 84, 99, 107, 118, 121
Muskelschmerzen 30, 109, 143, 149

N

Nebennierenschwäche 80 f., 84, 88–102,
125, 195
Nervenzellen 61
Nikotin 37, 83
Nystatin 66

O

Ödeme 30, 50, 109, 145
Olivenöl 55, 174, 180

Register

Omega-3 45, 130, 196 ff.
Östrogen 53, 65, 96, 104, 107 ff., 110 ff.,
  120 f., 125, 127, 130 f., 171, 178

P

Parabene 171
Parasiten 67 ff., 78
PCOS 113, 123 ff.
Pestizide 34, 42, 52, 108, 170, 177, 179
Pilz 60, 65 f., 78, 99, 142
Plastikflaschen 104, 164, 172, 178
Pregnenolon 96 f.
Progesteron 102, 108 f., 110 ff., 121, 212
Protein 22, 42, 49, 53, 68, 90 f., 133, 151, 153
Protonenpumpenhemmer 71, 133

Q

Quecksilber 164, 168, 181, 185, 198

R

Referenzwerte 32 f.
Reinigung 55 f., 71, 78
Restless Legs 50
Rezept 112, 120, 133, 150, 181
-frei 55, 95, 98, 106, 134, 211
Rimkus-Methode 120 ff., 212
Roggen 41

S

Salz 46, 92, 94
Schadstoffe 34, 82, 126, 144, 168, 172,
  17 f., 182 f.
Schilddrüse 14, 17, 27–48, 103, 125, 129,
  171
  -nhormone 27 f., 31 ff., 38 ff., 44 f., 48,
  111, 119, 141, 144, 154, 184, 199, 212
  -nkrebs 29, 43
  -nüberfunktion 29
  -nunterfunktion 30, 46 f., 64, 109

Schlaf 30, 32, 50, 55 f., 77, 86, 88, 91, 93,
  96, 98, 101, 111, 115 f., 121 f., 149, 167,
  199
Schlafstörungen 17, 29, 30, 65, 69, 84,
  94, 97 f., 102, 105, 108, 112, 115, 125,
  141 f., 145, 186, 195, 207
Schleimhaut 65, 75, 85, 109, 112, 131, 133,
  141, 144
Schmerzen 30, 50, 57, 60, 65, 69, 85,
  108 f., 111, 132, 149, 155, 183 f., 186, 195
Schüssler-Salze 40 f.,
Schulmediziner 23, 51, 202
Schwermetalle 34, 39, 46, 52, 144, 176,
  184, 187
Schwindel 30, 69, 77, 84, 90, 94, 108,
  128
Schwitzen 187
Seele 24 f., 35, 139, 161, 189, 191, 206 f.
Sehstörungen 31
Serotonin 79, 145, 199
Softdrinks 91
Soja 43, 108, 143, 151 f., 196
Spaziergang 57, 115, 189
Speicheltest 79, 81, 83, 102, 201
Sport 13, 25, 32, 85, 92 f., 99 f., 103, 134 f.,
  140 f., 144 ff., 158 f., 194, 198, 201, 206 f.
Spritzmittel 52, 174, 177
Spurenelemente 54, 75, 90, 138, 152, 154,
  185
Stoffwechsel 46, 48, 57, 64, 141, 143 154,
  160, 186, 194, 199
Stress 24, 37, 44, 48, 51 f., 57 f., 60, 74,
  77 f., 81 f., 85 ff., 88 ff., 93 f., 96, 99 ff.,
  112, 126, 129, 135, 139, 140 f., 146 f., 154,
  167, 193, 207
Stuhltest 61 f., 64, 75, 201, 213
Süßigkeiten 34, 42, 52, 66, 74, 79 f., 91,
  109, 111, 137, 158, 199, 210
Süßungsmittel 52, 153

223

Register

T

T3 28 f., 31 ff., 39 f., 44, 156, 184, 199
T4 28 f., 31 ff., 39 f., 44, 156, 184, 199
Taurin 54, 182 f., 211
Tee 21, 25, 53, 83 f., 94, 128 f., 175, 194 f.
Testosteron 88, 96, 99 f., 106, 109, 111,
   113 f., 121, 124 f., 130 f., 149, 199
Tinnitus 31
Toxine 34, 49, 61, 71, 153, 165, 170, 175,
   180, 182, 184 f., 188
Transfettsäuren 52
TSH 32

U

Übelkeit 30, 65, 72, 128, 132, 141, 143
Übergewicht 9 ff., 14, 18, 34, 82, 111, 124,
   130, 137, 147, 188, 193, 197
Ultraschall 33
Umweltgifte 41, 45, 49, 52, 54, 57, 68,
   108 f., 126, 137, 163–188
Umweltverschmutzung 34, 37
Unfruchtbarkeit 31, 108, 135
Unruhe 29, 50, 69, 84, 96, 108

V

Vegan 39, 53, 72, 131, 143, 153, 183, 185
Vegetarisch 39, 53, 72, 131, 143, 160, 183,
   185
Verdauung 29, 41, 46, 49, 60 f., 72 ff.,
   82, 103, 117, 127 f., 133, 151, 154 f., 175,
   181, 207
Verdauungsprobleme 31, 37, 50, 57, 59,
   64, 72, 85, 125, 186
Vitiligo 35
Viren 34, 67
Virus 34, 37
Vitamin 54, 68, 71, 76, 90, 95, 102, 117,
   138 f., 140 f., 152, 188, 212

– A 47
– B 129, 140 f., 154, 185
– B1 140 f.
– B2 140 f.
– B3 47, 140, 142
– B5 140, 142
– B6 129, 138, 140, 142, 144, 186 ff.
– B7 143
– B9 143
– B12 45, 132 f., 140, 143, 184 f.
– C 40, 47, 94, 99, 119, 138, 144 ff.,
   154
– D 45, 48, 148 ff.
– K2 150
-mangel 35, 45, 48, 72, 75, 94, 99, 129,
   133, 137–154, 185, 193
Völlegefühl 50, 72 f.

W

Wachstumshormone 42, 52, 98, 115,
   117 ff., 122, 149
Wasser 25, 45, 53, 55, 58, 76, 91, 93 f., 129,
   171, 175 ff., 188
-ader 166
-einlagerungen 27, 30, 50, 53, 66, 70,
   85 f., 98, 107, 109, 111, 121, 151, 154
-filter 53, 178, 212
Weight Watchers 21 f.
Weizen 41, 143, 151, 160

Z

Zähne 83, 171
Zahnpasta 170 ff.
Zigaretten 37, 163
Zittern 29, 46, 84, 90, 195
Zucker 52, 58, 62, 66 f., 75, 80, 84, 87,
   90, 94, 100, 102, 130
Zusatzstoffe 52, 57, 76, 164, 179